中医师承大学堂丛书

刘观涛 总主编

# 张锡纯医学师承学堂
# 皮肤科讲记

李 静 著

中国中医药出版社
·北京·

**图书在版编目(CIP)数据**

张锡纯医学师承学堂. 皮肤科讲记 / 李静著. –北京：中国中医药出版社，2010.6(2019.5 重印)

(中医师承大学堂丛书)

ISBN 978-7-80231-995-0

Ⅰ. ①张… Ⅱ. ①李… Ⅲ. ①中国医药学 ②中医学：皮肤科学

Ⅳ. ①R2

中国版本图书馆 CIP 数据核字(2010)第 092442 号

中 国 中 医 药 出 版 社 出 版

北京经济技术开发区科创十三街31号院二区8号楼

邮政编码 100176

传真 010 64405750

保定市中画美凯印刷有限公司印刷

各地新华书店经销

\*

开本 787×1092 1/16 印张 10.25 字数 141 千字

2010 年 6 月第 1 版 2019 年 5 月第 5 次印刷

书 号 ISBN 978-7-80231-995-0

\*

定价 35.00 元

网址 www.cptcm.com

# 序 言

　　师承张锡纯中医皮肤科讲记,将张锡纯先生《医学衷中参西录》学说与书中内治、外治诸方论点运用于皮肤科,如治女科方中之"消乳汤"方论,"理冲汤、丸"方论,治气血瘀滞肢体疼痛方中之"活络效灵丹"方论,"治疮科方"、"治眼科方"、"治咽喉方"、"治牙疳方"以及外科病内治、外治之方论,与医方编、药物编、医论、医话、医案编诸方论,按照现代中医皮肤科学之体系,做了新的分类,以中为主,衷中参西,即西医辨病,中医辨病与辨证相结合,西医辨病名与中医辨病名融会贯通之。

　　师承者,师承张锡纯先生衷中参西之意也。故本书于每一病之辨证论治中皆将张锡纯先生之方论要点列入书中,力求与现代中医教科书相对应。《医学衷中参西录》书中有通治之方、通治之论,读者宜领会之。于无字句处读书,触类旁通是也!

　　讲记者,讲述自己学习运用、领悟发挥先生之临床经验也。故于每病讲记分为以下几个方面来论述:

　　一、"衷中参西概说",参用现代医学病名与相关检测,即衷中参西,张先生之宏愿也。意将现代医学辨病与中医辨病、辨证融会贯通之。

　　二、"病因病机择要",中医教科书上于病因病机甚为详备,故择要论述之。

　　三、"辨证论治",讲述师承运用张锡纯先生衷中参西之心得体会,力求切中要点。

　　四、"临证要点",讲述一病有一病之主方,一方有一方之主药,抓主证、首

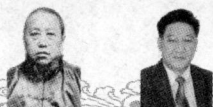

选方、简便方、单方、验方，衷中参西，衡而通之之要点。

五、"释疑解难"与案例辨析。疑者，是指病情比较复杂，阴阳表里交错，寒热虚实混淆，以致真假莫辨。难者，除辨证方面的扑朔迷离之外，还有一部分是目前尚缺乏理想的治疗方法。通过案例辨析，每病证多问几个为什么，力求"全面还原"诊断的过程、细节、思考！乃至于犹疑、失误、反复！

一家之言，谬误之处在所难免，敬请高明指出。希望对师承学习中医，师承学习中医皮肤科学者，读用《医学衷中参西录》者有所帮助。

中医是怎样炼成的？中医原来是这样炼成的！即：不断学习，不断探索，不断进步！

李 静

2010 年 4 月于深圳

# 目 录

# 目录 *Contents*

# 第一章 皮肤病及性病

## 《医学衷中参西录》原文

　　尝思一阴一阳，互为之根，天地之气化也。人禀天地之气化以生，即人身各具一小天地，其气化何独不然。是以人之全身，阴阳互相维系，上焦之阳藏于心中血，中焦之阳涵于胃液，下焦之阳存于肾水，凡心血、胃液、肾水皆阴也。充类言之，凡全身津液脂膏脉腺存在之处，即元阳留蓄之处。阳无阴则飞越，阴无阳则凝滞。阳盛于阴则热，阴盛于阳则冷。由斯知阴阳偏盛则人病，阴阳平均则人安，阴阳相维则人生，阴阳相离则人死。彼为贵阳抑阴之论者，竟谓阳一分未尽则人不死，阴一分未尽则人不仙，斯何异梦中说梦也。然此则论未病之时，阴阳关于人身之紧要，原无轩轾也。若论已病，又恒阳常有余，阴常不足(朱丹溪曾有此论)。

　　医者当调其阴阳，使之归于和平，或滋阴以化阳，或泻阳以保阴，其宜如此治者，又恒居十之八九。倘曰不然，试即诸病征之。

　　病有内伤外感之殊，而外感实居三分之二。今先以外感言之，伤寒、温病、疫病皆外感也，而伤寒中于阴经，宜用热药者，百中无二三也；温病则纯乎温热，已无他议；疫病虽间有寒疫，亦百中之一二也。他如或疟，或疹，

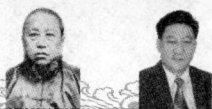

或痧证,或霍乱,亦皆热者居多,而暑之病更无论矣。

试再以内伤言之。内伤之病,虚劳者居其半,而劳字从火,其人大抵皆阴虚阳盛,究之亦非真阳盛,乃阴独虚致阳偏盛耳。他如或吐衄,或淋痢,或肺病、喉病、眼疾,或黄疸,或水病、肿胀、二便不利,或嗽,或喘,或各种疮毒,以上诸证,已为内伤之大凡,而阳盛阴虚者实为十之八九也。世之业医者,能无于临证之际,以急急保其真阴为先务乎?即其病真属阳虚,当用补阳之药者,亦宜少佐以滋阴之品;盖上焦阴分不虚而后可受参、芪,下焦阴分不虚而后可受桂、附也。

## 李静讲记

张锡纯《医学衷中参西录》由于时代限制,于皮肤科论述较少,对于师承中医学习者很难与现代医学之皮肤科学相对应。故本书之意,是将先生之论述与现代皮肤科学汇通之,于无字句处读书,触类旁通方可。

先生此论可认为是皮肤科诸病因于外感受之者居多,且多为热病宜用凉药者居多,宜用热药者百中无二三。而又论内伤亦阴虚者多而致阳盛若疮毒诸病。先生此论颇合现代人病之实,医者需会悟之。先生呼吁,世之业医者,能无于临证之际,以急急保其真阴为先务乎?即其病真属阳虚,当用补阳之药者,亦宜少佐以滋阴之品;盖上焦阴分不虚而后可受参、芪,下焦阴分不虚而后可受桂、附也。此为张锡纯先生永立不败之地之论也!

师承者,先生之通治之论、通治之法、创用之方、擅用之药,反复讲述之,以求读者能够明白。例如先生论曰:"人之脏腑,一气贯通,若营垒联系,互为犄角。一处受攻,则他处可为之救应。故用药攻病,宜确审病根结聚之处,用对证之药一二味,专攻其处。即其处气血偶有伤损,他脏腑气血犹可为之输将贯注,亦犹相连营垒之相救应也。又加补药以为之佐使,是以邪去正气无伤损。世俗医者,不知此理,见有专确攻病之方,若拙拟理冲汤者,初不审方中用意何如,但见方中有三棱、莪术,即望而生畏,不敢试用。自流俗观之，亦似慎重，及观其临证调方，漫不知病根结于何处，唯是混开混破。恒集若香附、木香、陈皮、砂仁、枳壳、厚朴、延胡、灵脂诸药，或十余味或数十味为一方。服之令人脏腑之气皆乱，常有病本可治，服此等药数十剂而竟至不治者。更或见有浮火虚热，而加芩、栀、蒌实之属，则开破与寒凉并用，虽脾胃坚壮者，亦断不能久服，此其贻害尤甚也。"

　　先生此意可理解为人是一个整体，气血调和则无病，气血阴阳失调则病生。用对证之药一二味攻病时，需确审其病根所在，即是找出偏差，专攻其处，即所攻之所不免有所损伤，然人体之整体功能可自我调节，又加补药以为佐使，此所以病去而正气无伤。明此理即当明现代医学之辨病如辨为炎症若外科疮疡、皮肤病，即用大量抗生素。辨为癌症，即手术、放化疗之。张先生此论即指出中医之混开混破服之可令人脏腑之气皆乱，读者则明西医治法更可令人脏腑气血大伤，气化功能大乱也。张先生指出常有病本可治，服此等药数十剂而竟致不治者。更或见有浮火虚热，而加芩、栀、蒌实之属，则开破与寒凉并用，虽脾胃坚壮者，亦断不能久服，此其贻害尤甚也。此论可明现代医学之大量应用抗生素、手术、放疗、化疗法虽也配以维生素、营养类，然其于人之气化功能无功效，故其毒副作用在所难免，岂有不伤人也？明此理，当明现代中医之难，难在不只是辨证难，难在尚需辨现代人病之气化功能为何紊乱也！难在临证往往面临脏腑气血津液紊乱之复杂病证，攻之不可，补之无功也！难在中医所治者，皆为西医治之不效，或效果不佳，或气血衰败之时方求中医诊治也。治之不效者，其必非抗生素所能胜任，效果不佳者，其治法只治其炎症，未能治其病根也。如此之类中医辨证施治，尚有补救之法。气血衰败之时方求中医诊治，回天无力，反责之中医也不过如此，公平乎？因此，师承者，师承张锡纯先生之学说论述，师其法而不泥其方，因时代不同，病之表现不同。明白中医教科书是示人以常，师承张锡纯之论说是为变，博览群书方为巧是也！

　　讲记者，讲述自己师承张锡纯先生之衷中参西学说，运用中医整体观念，辨证论治之衡通法论，以适应现代人大量应用抗生素、激素、抗过敏药物、手术、放化疗法所导致之气滞血瘀所致诸复杂难治之皮肤科常见病

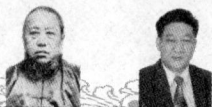

证，力求突出以中为主，衷中参西，辨证论治。与现代医学汇通之，通过案例辨析，一案多次讲述，数案一并讲述之，力求说理明白。先生之时代与现代不同，现代人之生存环境、用药治疗环境与疾病谱与以前已大相径庭。故师承张锡纯先生衷中参西之学说，用西药治其标，中医治其本，方为张锡纯先生之本意。我对现在医者，用西药暂治其标未尝不可，然需设法治其本方可言医也。为滥用抗生素、激素、抗过敏药物、手术、放化疗，特别是滥用激素于诸皮肤病证而深恶痛绝，将本属不难医治的病，用激素则有效，停则病发，久服成瘾，不服即不行，终成废人、痼疾而深感痛心！

诚然，西药服用方便、见效快是不争的事实，然而服之即效，不服则病发也是不争的事实。这也是中医急需进步，跟上时代步伐之必需。现代科技将中药制成颗粒剂，不失为一大进步。然如何能唤醒医者、病者，激素类、抗过敏类药只可暂用于治标，是为急则治其标，然还有缓则治其本之说也。有众多的皮肤科病证，服用激素与抗过敏药只能治其然，而不能治其所以然，即不能治为何致病是也！这就需用中医之阴阳气血平衡则无病，气血阴阳失调则病生之论来辨证论治，即欲令其衡则需通之衡通法论，即治病求本是也。医者、病者均须明白此理方可。中医也需明白，外科之消、托、补法，皮肤科之祛风法、清热法、祛湿法、润燥法、活血法、温通法、软坚法、补肾法皆为衡通法之理，皆需明白现代人病多为气血瘀滞兼有所偏之理，外科病久服抗生素类药导致气血瘀滞脏腑俱虚之理，皆需明白皮肤科病人久服激素、抗过敏药物导致气血瘀滞而致气化功能紊乱之理。

临证见有诸多病者服用激素、抗过敏药物，停则复发，求诊于中医，服用中药病反加重者为何？停服激素类药所致也！故临证详细询问病史与就诊治疗用药过程极为重要！

# 第一节 热疮

## ！师承切要

师承切要者,师承张先生"热疮"论治之精要,以及自己领悟与运用张先生之学说及临床的心得体会,力求切中要点。张先生之《医学衷中参西录》中无"热疮"专篇病名,然医方编之治伤寒温病同用方中之"石膏阿司匹林汤"方论,治温病方之"清解汤"、"凉解汤"、"寒解汤"方论,治女科方中之"消乳汤"方论,"活络效灵丹"方论,书中药物编中之论生石膏、滑石、羚羊角、白茅根、薄荷、地黄、蝉蜕、全蝎、蜈蚣、三七等及医论医案等论中皆有论及,读者宜细读之,于无字句处读书,抓主证,用对证之药一二味以攻病,伍以疏通气血之衡通诸法,有是证用是法,触类旁通,用于治疗"热疮",即现代医学之单纯疱疹。

## 《医学衷中参西录》书中原文

### 薄荷解

薄荷:味辛,气清郁香窜,性平,少用则凉,多用则热(如以鲜薄荷汁外擦皮肤少用殊觉清凉,多用即觉灼热)。其力能内透筋骨,外达肌表,宣通脏腑,贯串经络,服之能透发凉汗,为温病宜汗解者之要药。若少用之,亦善调和内伤,治肝气胆火郁结作疼,或肝风内动,忽然痫痉瘈疭,头疼目疼,鼻渊鼻塞,齿疼咽喉肿疼,肢体拘挛作疼,一切风火郁热之疾,皆能治之。痢疾初起有外感者,亦宜用之,散外感之邪,即以清肠中之热,则其痢易愈。又善消毒菌(薄荷冰善消霍乱毒菌,薄荷亦善消毒菌可知),逐除恶气,一切霍乱痧证,亦为要药。为其味辛而凉,又善表疹瘾,愈皮肤瘙痒,为儿科常用之品。

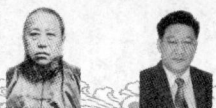

# 李静讲记

中医外科学论治诸法是为常法，而用张锡纯先生之论触类旁通，用一二味药攻病来组方，是为变法。则肺胃热盛者可用衡通清肺饮，首选羚羊角、生石膏清肺胃之热为主药，伍以知母、白茅根为臣，佐以连翘、蝉蜕以治其风热，薄荷透热、甘草解毒为使。肝胆湿热者用衡通清肝解毒汤，方用羚羊角、金银花、滑石清肝胆湿热为主药，土茯苓、大黄祛湿利胆通下为臣，生地、赤芍凉血活血为佐，连翘、白茅根疏肝理气为使。阴虚内热者用衡通滋阴凉血汤，方中生地、玄参滋阴凉血为主药，伍以紫草、生地榆清热凉血为臣，佐以丹参、白芍活血养阴，白茅根、竹叶清虚火为使。此数法皆为师张先生之意，用对证之药一二味以攻病，有气血瘀滞者佐以衡通汤或散以疏通气血，组方衡通清肺饮以清肺胃之热，衡通清肝汤清肝胆之湿热，衡通滋阴汤寓滋阴清火于一方，则诸方皆求衡通之法也。

## 临证要点

热疮相当于西医的单纯疱疹。师张先生之意，用对证之药一二味以攻病是为变法，则肺胃热盛用衡通清肺饮之用羚羊角、生石膏，清肝胆湿热则用衡通清肝汤之羚羊角、滑石为主药。阴虚内热者用衡通滋阴凉血汤，则用生地、玄参、紫草、生地榆为主药也。如若病肺胃热盛且又兼阴虚内热者，则又需合用滋阴凉血汤，肝胆湿热合并气滞血瘀者又需合用疏通气血之药，则衡通清毒汤、衡通解毒汤、衡通湿毒汤、衡通散毒汤又需用之。此方为变通用方药，有是证用是方、用是药之巧法也！

## 释疑解难

**学生江植成**：此证西医理论是为病毒，一概应用抗病毒药物，故治本不易，每致复发。而中医之辨证论治，老师之衡通法，找出偏差，纠而正之可为治病求本之法。较之西医一概应用抗病毒药而不能清除病毒,愈而复发,则中医之理论是为长处也。然此病临证如何具体辨证用药,还请老师讲解为盼。

**李静**:病毒者,中医谓之内外邪毒也!素有积热之人,复受外风则发。风伤卫,故表现为肺胃热盛。肝胆湿热属实邪,故表现为毒邪下注。阴虚内热则生风致燥。此为病名相同,病因不同,而治法各异,此中医与西医之不同之处也。

**衡通清肺饮**

当归、川芎、桃仁、红花、赤芍、柴胡、川牛膝、枳壳、桔梗、生地、炮山甲、三七粉(药汁送服下)各 10 克,羚羊角 6 克,生石膏 30 克,知母 18 克,白茅根 30 克,连翘 18 克,蝉蜕 10 克,薄荷 6 克(后下),甘草 10 克。

**衡通清肝解毒汤**

当归、川芎、桃仁、红花、赤芍、柴胡、川牛膝、枳壳、桔梗、甘草、生地、炮山甲、三七粉(药汁送服下)各 10 克,羚羊角 6 克,滑石 30 克,土茯苓 30 克,大黄 6 克,连翘 18 克,白茅根、金银花各 30 克。

**衡通滋阴凉血汤**

当归、川芎、桃仁、红花、赤芍、柴胡、川牛膝、枳壳、桔梗、炙甘草、生地、炮山甲、三七粉(药汁送服下)各 10 克,生地 30 克,玄参 24 克,紫草 30 克,生地榆 30 克,丹参 15 克,白芍 30 克,白茅根 30 克,竹叶 30 克。

**案例辨析:**

许姓男,自述:"2006 年 12 月份,突然龟头与包皮连接处肿了起来,红红的,有点痛,面积有黄豆大小,七天后红肿消失,继而出现有芝麻大小的溃疡,不痛不痒,由于出差,到青海省红十字会医院泌尿科,让大夫看,大夫说有可能是疱疹,化验血得出结果是疱疹 2 型(弱阳),后来注射阿昔洛韦、白介素,也口服过阿糖腺苷,感觉没什么效果,只要休息不好会出现几个疹子大小的小泡,也出现过一块皮没有了(在阴茎部位),继而流出无色液体。今年6月打了两个多星期干扰素,第三天吃虾,有个痦子大小的小水泡,现在又打了青霉素与阿昔洛韦联合(一个星期)感觉和没用药效果一样,七八天症状也会自然消失,外加从12月到今年6月,早晨起来尿道总有不适感,龟头每天早晨多少有点流脓,在6月份注射了三天"菌必净"就再也没出现过这个症状了。这次龟头颈部最多一次的小痦子样的东西有七八个,就是感觉老是复发。"

视其舌紫,舌尖有红紫斑,苔白腻厚,脉弦。辨证属病毒性疱疹,中医辨证属湿毒蕴积,处以衡通湿毒汤加减:羚羊角90克,滑石、三七各360克,研细末,每天3次,分为一月服完即愈。

此方舌苔白腻属湿,舌尖红紫为热,故用羚羊角清热解毒,滑石祛湿热之毒,三七活血化瘀托毒外出,经验是一般月余皆可愈之。然需忌食辛辣、鱼腥类与酒类方可。此证用西药不谓不多,辨证仍属湿热毒瘀甚重,复发为何?瘀积之湿热毒未清散也!此证用羚羊角清热解毒寓表散是羚羊角之殊功!滑石清热祛湿是给病毒以出路,两药一为清表而散达,一为滑利与表散俱可,张锡纯先生论之甚详,再合三七之化瘀托毒,寓清、消、散、托、通利于一方,药简而效宏。曾治多例效极佳。


**学生江植成:**老师讲述中医治病辨证论治之要点,有是证用是方、用是药之理,师用张锡纯先生用对证之药一二味以攻病,随证组方是为中医之精髓,学习中医之捷径,令学生受益无穷。此病老师抓主证,用羚羊角、滑石清热祛湿,三七可化瘀托毒外出,用药可谓简明扼要,直达病所,屡见老师用简捷之方治顽疾速效,老师可谓张锡纯先生衷中参西学说继承与发扬皆有所成,而又将光大之论笔之于书,易懂易明易掌握领会,令后学意会之,是为振兴中医之举,何尝不是继承、发扬、光大矣!

# 第二节 蛇串疮

## ！师承切要

　　师承切要者,师承张先生"蛇串疮"论治之精要,以及自己领悟与运用张先生之学说及临床的心得体会,力求切中要点。张先生之《医学衷中参西录》中无"蛇串疮"专篇病名,然医方编之治温病方"清解汤"、"凉解汤"、"寒解汤"方论,治女科方中之"消乳汤"方论,"活络效灵丹"方论,药物编中之论生石膏、滑石、羚羊角、白茅根、薄荷、地黄、蝉蜕、全蝎、蜈蚣、三七、鸦胆子等及医论医案等论中皆有论及,读者宜细读之,于无字句处读书,将化瘀解毒、凉血清热消风之衡通法触类旁通之,用于治疗"蛇串疮",即现代医学之带状疱疹。

## 《医学衷中参西录》书中原文

### 连翘解

　　连翘:味淡微苦,性凉。具升浮宣散之力,流通气血,治十二经血凝气聚,为疮家要药。能透表解肌,清热逐风,又为治风热要药。且性能托毒外出,又为发表疹癍要药。为其性凉而升浮,故又善治头目之疾,凡头疼、目疼、齿疼、鼻渊或流浊涕成脑漏证,皆能主之。为其味淡能利小便,故又善治淋证,溺管生炎。

## 李静讲记

　　现代人病带状疱疹者颇多,用西医法收效甚微者为何?气血瘀滞且有所偏差者多,西药不能疏通气血故也。

　　现代人多气血瘀滞,故我常用疏通气血之衡通法统治之。用衡通汤为主方,找出其偏差,辨证属肝经郁热,舌红紫舌尖有红紫斑点、舌苔薄黄者即为气血瘀滞偏热,则加用羚羊角、白茅根、生石膏、滑石、白芍以顾护其阴则为衡通清毒汤,寓清热滋阴疏通气血于一方,则阴得滋热宜散,病愈之速也。辨证属脾虚湿蕴型,舌紫淡、苔白腻厚、舌边有齿痕者即为气血瘀滞夹湿,疏通气血则湿易祛,湿祛气血得通则脾虚自愈。用衡通汤加用滑石、土茯苓、生薏米、生山药、生内金则为衡通湿毒汤,寓祛湿健脾疏通气血于一方。气滞血瘀型舌紫或紫暗、苔薄白,脉无力属气虚,加人参、黄芪、生山药、山萸肉即为衡通益气汤之意也。

## 临证要点

蛇串疮相当于西医的带状疱疹。此病气血瘀滞阴虚偏热者为多。湿热并重者为舌红紫,尖有红紫斑点高出舌面,苔白腻或黄腻,则为衡通解毒汤之适应证也。体实者可用衡通散毒汤法,大便不通可重用花粉、大黄则为衡通扫毒汤也。

此病老年人为多,且多为服用抗生素者,故每致复发,即为气血瘀滞,湿热毒邪不得出,因此,疏通气血,令其毒邪散出方为正治,若气血两虚可用衡通托毒汤法,有是证用是法方可,找出病因祛除病因是为要点。

## 案例辨析:

王姓男,年66岁,一个月前有头晕症状,后转为半边头痛,并有半边脸部轻微面瘫(左嘴角不听使唤)。医院检查,CT和脑血流图都很好,医生猜测是带状疱疹但没有及时治疗(由于带状疱疹症状不明显,乡下医院医生不敢确诊,所以没有及时治疗),使病毒入侵脑部神经。先用的是弥可宝和维生素B片,症状减轻不少,一周前又开始服用脑力隆,没想到头痛症状加剧,难以入眠,只能服用止痛药减轻病痛。

**学生李洪波:**请问老师,带状疱疹会引起头痛吗?这种症状是带状疱疹引起的吗？此证舌紫苔薄,脉弦略紧,用西医理论辨病用药治疗,头痛反而加重,该如何辨证论治?

**李静**:带状疱疹只是一种症状。带状疱疹即本属气血瘀滞之风燥之体,瘀滞则燥,燥则生风,风盛则气滞血瘀,故面瘫是为风邪重也。面瘫西医属面神经麻痹,即相当于中医之中风。中医辨证当属肝风,肝主筋,病因为因燥生风,复受外之风邪,外风加重内风,筋脉瘀滞则面瘫成也。故此病当滋养肝血,滋阴养血则燥得润,祛风需行血,滋阴润燥则风易灭。再用活血通络息风止痉之法方为治本。而致燥之因为气血瘀滞,气血瘀滞是为有余,气有余便是火,火郁久则可致燥,燥则生风,风盛则经络瘀滞,瘀滞则筋脉拘挛而头痛发作。

抓主证,主证为头痛,然病属面瘫。故当急则治其标,以止痛为首要,祛风通络则痛方能止,风方能息,面瘫方能纠正之。方用衡通止痛汤加羚羊角、生薏米:

当归、川芎、桃仁、红花、赤芍、柴胡、川牛膝、枳壳、桔梗、乳香、没药、三七粉(药汁送服下)各10克,炮山甲、皂角刺各12克,生地、生白芍、炙甘草、山萸肉各30克,羚羊角丝6克,生薏米50克。

此方为衡通汤加乳、没各10克,白芍、炙甘草、山萸肉各30克而成。而此证面瘫是为肝经筋脉瘀滞导致痉挛故头痛甚重,羚羊角为息风通络之要药,生薏米为舒筋通络故加用之。此方师张先生活络效灵丹之意,用衡通汤加乳、没疏通气血,芍药、甘草、山萸肉缓急止痛。证偏热者加羚羊角、金银花、白茅根、连翘;偏寒加桂枝、附片、鹿角胶;偏湿加滑石、土茯苓;气虚加人参、黄芪;血虚加阿胶。肿瘤癌症及癥瘕瘀积者则虫类药全蝎、蜈蚣、壁虎、蛇蜕、生水蛭等皆可酌情加用之。

**学生李洪波**:请老师将散结止痛汤之应用要点与诸衡通汤治结之运用要点讲述之,以便学生于临证能灵活运用。

**李静**:衡通汤、散,为疏通气血之主方,凡久病、慢性病多为气血瘀滞,故需疏通气血,气血得通,则瘀滞自散。衡通汤治久病之瘀,瘀则体内失衡,此即用衡通汤疏通之以求体内平衡之理。衡通汤为血府逐瘀汤加

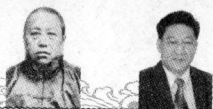

味,方中有四物汤之理血,四逆散、柴胡之理气,桔梗之升提,川牛膝之下引之力,是为疏通气血之佳方。再加无处不到之山甲,化瘀血之三七,方名衡通汤者,即以通求衡之法也。故我屡用治久病之气血瘀滞诸病有效,而名为衡通汤。虚者加人参12克,黄芪12克,山药、萸肉各30克。衡通汤治慢性病症之气血瘀滞之证用之屡,其效亦佳。究其原理亦为纠正体内偏差。在血府逐瘀汤基础上加山甲、三七,疏通气血,药性当为平和,不寒不热,活血化瘀力量更为增强。山甲可内通脏腑,外通经络,无微不至。凡内外诸证加用之则其效更速。三七性平,化瘀血,止血妄行,可托毒外出,并治瘀血所致之疼痛有殊效。

然此病为因瘀热致燥结,因燥结致风生,风燥致瘀结,瘀结之内风复受外风之邪则致面瘫,经络为之瘀塞,故疼痛大作,因其病根为燥,故需用此衡通止痛方加味,方中之生地、白芍、炙甘草、山萸肉均属滋阴养肝润燥之品,合衡通汤疏通气血,又加羚羊角以清热通络,生薏米舒筋通络,故复杂之证需用复杂之兼备方,实亦有是证用是方、用是药是也!

# 第三节 疣

## ！师承切要

师承切要者,师承张先生"疣"论治之精要,以及自己领悟与运用张先生之学说及临床的心得体会,力求切中要点。张先生之《医学衷中参西录》中无"疣"专篇病名,然医方编之治女科方中之"消乳汤"方论,"活络效灵丹"方论,药物编中之论生石膏、滑石、羚羊角、白茅根、薄荷、地黄、蝉蜕、全蝎、蜈蚣、三七、鸦胆子等及医论医案等论中皆有论及,读者宜细读之,于无字句处读书,特别是鸦胆子、三七的功用,触类旁通,用于治疗"疣"即现代医学之寻常疣、扁平疣、传染性软疣、掌跖疣和丝状疣。

《医学衷中参西录》书中原文

鸦胆子连皮捣细,醋调,敷疗毒甚效,立能止疼。其仁捣如泥,可以点痣。拙拟毒淋汤又尝重用之,以治花柳毒淋。其化瘀解毒之力如此,治痢所以有奇效也。

## 李静讲记

疣,西医亦称之为疣,临证常见的多为面部扁平疣与传染性软疣,此两种疣是需内治与外治并用方可根治者也。生于面部者多属风热,然久则夹瘀。故治当活血化瘀消风散热,以衡通消风汤加减。配合西药注射剂如胸腺肽、聚肌胞,一般 20 天一疗程可愈之。传染性软疣多属湿热夹瘀,则衡通解毒汤、衡通湿毒汤,西药之转移因子注射液、干扰素亦可伍用之。

### 临证要点

一病有一病之主方,则疣病风湿热致瘀是为要点。师张先生用一二味药以攻病之法,找出偏差,随证组方。一方有一方之主药,则三七活血化瘀是为主药。偏风者,则蝉蜕、牛蒡子、生薏米为臣。偏湿者,则用滑石、土茯苓。毒热重者,加鸦胆子,瘀滞久者,加生内金、生牡蛎。面部之扁平疣多属风热致瘀,传染性软疣则多属湿热毒邪致瘀。舌红苔薄黄属风热,舌红苔白腻属湿热,舌紫苔薄属瘀。

证属风热者,祛风散热活血化瘀则疣自消。方用三七、蝉蜕、牛蒡子、生薏米、生内金、生牡蛎。偏湿者清热祛湿化瘀散结则疣自消,方用三七、滑石、土茯苓、生薏米、生内金、生牡蛎。舌红紫舌尖有红紫斑点高出舌面、苔白腻为湿热并重,则可上方合用,再加鸦胆子。舌紫苔薄,风湿不明显属气血瘀滞者,方用三七、生内金制散服用,合用西药胸腺肽注射液效果佳。如辨证偏湿、偏热,湿热毒瘀之证,只用西药效不佳,其于湿热毒邪无大作用,而对体虚偏风者有效,合用活血化瘀之三七、生内金效方佳,是为要点。西药之胸腺肽、聚肌胞、转移因子均属同类药,湿热偏重者用此类西药效亦不佳。

## 释疑解难

**学生江植成:** 读老师此论治疣要点,明白以往只用西药法治扁平疣不效,或效仍然复发之理。疣虽小病,然生于身面,有碍观瞻。明白西药抗病毒类药治疣只能治标,不能治病毒为何产生,故不能抑制复发。老师治此小恙,仍坚持用中医辨证论治,找出体内偏差,纠正偏差用化瘀散结疏风祛湿清热解毒法,祛除病因病自除根。又论西药可用于体虚之人证偏风者有效实为经验之谈,是为老师多年运用衷中参西之心得体会,屡见老师治此类病证胸有成竹,处方论治简捷效佳,每从验舌辨证论治,体验出舌红紫苔腻是为湿热并重,舌红紫舌尖有红紫斑点高出舌面是为瘀热毒积,指出此类毒邪积聚之病非祛之不可,邪去再用化瘀散结法则病疣自消,是从整体出发,治病求本之具体体现,令学者领会甚明也。此于中医书上每只用牛蒡子可消疣,生薏米可消疣,鸦胆子可消疣,临证需一一试验之不同,试问病人能允医者一法一法试之吗?

**李静:** 此是为医者必然之过程,博览群书,随时验证,触类旁通方可。医者难免辨证用药失误之时,故临诊须详细询问病人用药治疗经过,以免重蹈覆辙。病人自述屡用西药法不效或效而复发者,即当细析其因,然后再验于舌。有是证方用是药。舌紫即为瘀象,舌红苔白腻或黄即属热象,白苔厚腻即属有湿。舌尖红紫斑点即属热毒瘀积,舌尖边有暗紫瘀斑即是瘀血。此病初人多不在意,久则为瘀难治。而久病瘀结仍只用西药与只用牛蒡子、生薏米一样,固然不能散其瘀结是也。三七、生内金可散内脏瘀结,即可散表面瘀结,此即触类旁通之理也!胸腺肽类西药可治肿瘤癌症之因体虚者,即可治皮肤表面瘀结,此亦为从无字句处读书,触类旁通也!而辨证论治,用疏风散热祛湿诸法皆属衡通法论,实亦为内病现于外需治其内之理。数目少者只用外治即可,然愈而复发且多者则需从风论治是也。

**案例辨析:**

刘姓女,年24岁,面部扁平疣数年不愈,且越来越多,甚为苦恼。来诊时诉说曾用过许多方法,其中就有生薏米及不少西药、中成药,外用药也用过不少,然终不见效。视其舌红紫,舌尖有红紫斑,苔白腻,脉弦。证属风湿热并重致疣,处以消风散:

黄芩、白鲜皮各10克,三七10克,大黄3克。研粉制散,日2~3次,每服6~10克。另用胸腺肽20毫克,肌肉注射,20天一疗程。20天后来诊,面部扁平疣消之大半,舌紫苔腻均减,仍用上方20天愈。

**李静按:**扁平疣临证治愈颇多,每辨证验舌论治,用对证之药一二味组方,有用生内金一味愈之者,有用三七一味愈之者,有加用蝉蜕、牛蒡子愈之者,有合用鸦胆子愈之者,有合用胸腺肽、聚肌胞愈之者,并用此论治疗尖锐湿疣同样有效。

# 第四节 黄水疮

**⚠ 师承切要**

师承切要者,师承张先生"黄水疮"论治之精要,以及自己领悟与运用张先生之学说及临床的心得体会,力求切中要点。张先生之《医学衷中参西录》中无"黄水疮"专篇病名,然医方之治伤寒温病同用方中之"镇逆白虎汤"方论,治温病方之"清解汤"、"凉解汤"、"寒解汤"方论,治女科方中之"消乳汤"方论,"活络效灵丹"方论,书中药物编中之论大黄、生石膏、滑石、羚羊角、白茅根、薄荷、地黄、蝉蜕、全蝎、蜈蚣、鸦胆子、三七等及医论医案等论中皆有论及,读者宜细读之,于无字句处读书,特别是"散毒汤"、"大黄扫毒汤"方论,触类旁通,用于治疗"黄水疮"即现代医学之脓疱疮。

## 《医学衷中参西录》书中原文

外感大热已退而阴亏脉数不能自复者，可于大滋真阴药中（若熟地黄、生山药、枸杞之类）少加滑石，则外感余热不致为滋补之药逗留，仍可从小便泻出，则其病必易愈。若与甘草为末（滑石六钱，甘草一钱，名六一散，亦名天水散）服之，善治受暑及热痢；若与赭石为末服之，善治因热吐血、衄血；若其人蕴有湿热、周身漫肿、心腹膨胀、小便不利者，可用滑石与土狗研为散服之，小便通利肿胀自消，至内伤阴虚作热，宜用六味地黄汤以滋阴者，亦可少加滑石以代苓、泽，则退热较速。盖滑石虽为石类，而其质甚软，无论汤剂丸散，皆与脾胃相宜，故可加于六味汤中以代苓、泽。其渗湿之力，原可如苓、泽行熟地之滞泥，而其性凉于苓、泽，故又善佐滋阴之品以退热也。

天水散，为河间治暑之圣药，最宜于南方暑证。因南方暑多夹湿，滑石能清热兼能利湿，又少加甘草以和中补气（暑能伤气），是以用之最宜。若北方暑证，不必兼湿，甚或有兼燥，再当变通其方，滑石、生石膏各半，与甘草配制，方为适宜。

## 李静讲记

外科学于此病分为虚实来论治。暑湿热蕴属实，治以清暑利湿解毒。方药：清暑汤加减。脾虚湿蕴则用健脾渗湿。方药：参苓白术散加减。然而现代小儿病此证，每因中药苦而应用西医法服药注射与外治，故临证需注意选取相应不太苦的药来组方，药无难代之品即是此意。

### 释疑解难

**学生江植成**：老师此论甚有见地。西医认为，黄水疮是一种最常见的化脓球菌传染性皮肤病,接触传染。预防黄水疮,首先应注意皮肤的清洁卫生,尽量避免损伤;其次,可适当补充维生素A、B、C,必要时给予丙种球蛋白注射,以增强其免疫力。除了不和病人肌肤接触外,环境要明亮、干燥、清洁。而现代首先家长即认为小孩服中药很难服下,故每用西医注射疗法,然此证又非一次两次所能解决,故又多采用外治之法。而外治法只能治标,故此消彼长在所难免。然中药不太苦的药何药为最效?

**李静:** 此类方颇多,然需辨其舌,舌红属热者,可用金银花、野菊花、蒲公英、鲜小蓟,热毒重可用羚羊角。舌苔白腻属湿可用滑石、土茯苓、生薏米。

# 第五节 癣

## ！ 师承切要

师承切要者,师承张先生"癣"论治之精要,以及自己领悟与运用张先生之学说及临床的心得体会,力求切中要点。张先生之《医学衷中参西录》中无"癣"专篇病名,外科学论此病一般不需内治,读者宜明之,于无字句处读书,将书中"问治顽癣法及足底痒治法"触类旁通,用于治疗"癣",即现代医学之表皮、毛发、指(趾)甲的浅部真菌病。

### 《医学衷中参西录》书中原文

#### 问治顽癣法及足底痒治法

大风子去皮,将仁捣如泥,加白矾细末少许(少少的),和猪脂调膏敷之,此剧方也。又用鲜曼陀罗熬膏(梗叶花实皆可用),加鸦胆子细末(去皮研细),调和作膏药贴之,此为和平方。足底痒可用蛇蜕三条,甘草二钱,煎水饮之。再将渣重煎熏洗,半月可愈。

## 临证要点

癣是一组发于表皮、毛发、指(趾)甲的浅部真菌皮肤病。现代医学于此癣病用内服外用药是其长,故中医于此病需取长补短,于其内服药之副作用尚需注意。

若鹅掌风久治不愈者,当用衡通法论找出偏差纠正之,病因得除,病自能愈之。

## 案例辨析:

王姓男,年28岁,右手掌心及指缝水疱,掌背部皮肤角化脱屑、水疱,手掌皮肤肥厚,枯槁干裂,疼痛,屈伸不利。曾用过许多外用药水、药膏然均未能愈之。详细询问知其一般药物大多已用过,恐再用也难取效。思之再三,决意用斑蝥一试。乃与其说明此药力甚大,可能要局部起水泡。患者允诺,并说自己也在想一般的药不能胜任了,恐非用毒点的药不可了。乃用斑蝥研细末,用皮康霜拌匀之,涂于患手背处。次日患者早上即来,视其右手起大泡遍及全手背,因我是第一次用此方,深悔孟浪,一次用如此大面积,故用针刺破水泡,黄水淌约半碗。幸先与患者说明可能起泡,患者并未责备,暗幸之,然亦知下次遇此证,当需分开来治。故用神灯于患处照射,嘱患者注意勿感染,切记不可食鱼腥类刺激性食物,并嘱结痂后再来复诊。数日后患者来,视其尚有小块局部未能愈之,放心于其局部再用之,并嘱其起泡自己处理,患者欣喜而去。

此证西医辨病属手癣,中医辨病属鹅掌风,为皮肤科四大难症之一。于皮损不太厚重者,每用轻粉膏即可愈之。此证颇为顽固,故用此法。后每遇此顽疾,多采用分批分次治之,曾有皮损甚厚者,用数次方能痊愈。

# 第六节 麻 风

## ！师承切要

师承切要者,师承张先生"麻风"论治之精要,以及自己领悟与运用张先生之学说及临床的心得体会,力求切中要点。张先生之《医学衷中参西录》中无"麻风"专篇病名,然医方编之治妇科方中之"消乳汤"方论,"活络效灵丹"方论,书中药物编中之论生石膏、滑石、羚羊角、白茅根、薄荷、地黄、蝉蜕、全蝎、蜈蚣、三七等及医论医案等论中皆有论及,读者宜细读之,于无字句处读书,特别是"癫证治法"论,触类旁通,用于治疗麻风病。

## 《医学衷中参西录》书中原文

### 癫证治法

癫之为证,方书罕载。愚初亦以为犹若疥癣不必注意也。自戊午来奉天诊病,遇癫证之剧者若干,有患证数年,费药资甚巨不能治愈者,经愚手,皆服药数剂痊愈。后有锦州县戎某患此证,在其本地服药无效,来奉求为延医,服药六剂即愈。隔三年,其证陡然反复,先起自面上,状若顽癣,搔破则流黄水,其未破之处,皮肤片片脱落,奇痒难熬,歌哭万状。在其本处服药十余日,分毫无效,复来奉求为延医。其脉象洪实,自言心中烦躁异常,夜间尤甚,肤愈痒而心愈躁,彻夜不眠,若再不愈,实难支持。遂为疏方,用蛇蜕四条,蝉蜕、僵蚕、全蝎、甘草各二钱,黄连、防风各三钱,天花粉六钱,大风子十二粒,连皮捣碎。为其脉洪心躁,又为加生石膏细末两半。煎汤两茶盅,分两次温饮下。连服三剂,面上流黄水处皆结痂,其有旧结之痂皆脱落,瘙痒烦躁皆愈强半,脉之洪实亦减半。遂去石膏,加龙胆草三钱。服一剂,从前周身之似有似无者,其癫亦皆发出作瘙痒。仍按原方连服数剂,痊愈。至方中之药,诸药皆可因证加减,或用或不用,而蛇蜕则在所

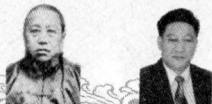

必需,以其既善解毒(以毒攻毒),又善祛风,且有以皮达皮之妙也。若畏大风子有毒,不欲服者,减去此味亦可。

## 李静讲记

张锡纯先生论癫证治法,实则可治皮肤诸顽疾,触类旁通,即可用于治神经性皮炎、银屑病,即中医之牛皮癣、白疕、顽固性湿疹、鹅掌风等皮肤增厚诸证。

# 第七节 疥疮

## ！师承切要

师承切要者,师承张先生"疥疮"论治之精要,以及自己领悟与运用张先生之学说及临床的心得体会,力求切中要点。张先生之《医学衷中参西录》中无"疥疮"专篇病名,然医方编之治女科方中之"消乳汤"方论,"活络效灵丹"方论,书中药物编中之论生石膏、滑石、羚羊角、白茅根、薄荷、地黄、蝉蜕、全蝎、蜈蚣、三七等及医论医案等论中皆有论及,读者宜细读之,于无字句处读书,特别是硫黄、轻粉之外用,触类旁通之,用于治疗疥疮。

### 《医学衷中参西录》书中原文

轻粉系水银同矾石升炼而成,红粉亦系水银同矾石、硝石诸药升炼而成,其质本重坠,故能深入,其成于升炼,故能飞扬。是以内浃骨髓,中通脏腑,外达皮肤,善控周身之毒涎,借径于阳明经络,自齿龈(上龈属足阳明下龈属手阳明)而出也。蜂房,能引人身之毒涎透出口齿,且有以毒攻毒之妙用,为轻粉、红粉之佐使。毒涎之出者愈多,即内毒之消者愈速矣。核桃仁润而多脂,性能补骨益髓可知。且又善解疥癣之毒,其能解他疮之毒亦可知。

**案例辨析:**

周姓男,年20岁,2005年冬因几个同学在一起频繁接触导致疥疮相互传染,而以周姓男孩为最重,其他人都很快治愈。询问他人所用之方法均已用过,如疥灵霜、疥宁、硫黄软膏,然治已三月有余,仍然不愈。周身痒甚,痛苦万状,已什么事情也做不成了。告知其此病没有特好的办法,最好的是全身外用,不外硫黄、轻粉而已。后又过一月,询知其因买不到轻粉,只用成药故仍未愈。至2007年5月周姓男孩来深圳,询其用何法治好的,其回答说曾因痒不能忍而服安眠药自杀,至医院抢救脱险,后实在痒得不能忍受,最后还是用大量硫黄煮热水浸入大水缸内,连用十余天方愈,愈后全身脱了一层皮,瘦了好几斤,大病一场啊!

我听后大笑,说岂不闻《三国演义》上有刘备约袁绍出兵破曹操,袁绍说因爱子病疥疮,无心论战,导致误了消灭曹操的最佳时机。现在看来,此病疥疮亦有如此之重者,几乎轻生,想当初袁绍爱子病疥疮当亦甚重,与你之病疥疮差不许多也。以前看《三国演义》尚认为袁绍因爱子小病"疥疮"而误军机大事,认为袁绍因小儿区区一"疥疮"而托词不出兵是因小失大,现从你此病疥疮数月不愈,百法用尽,最终用硫黄浸入大水缸内,连用十余天方愈,难怪袁绍无心论战了。然你之疥疮当为最重之症也,想与袁绍之子病相差无几,可以为袁绍因爱子病"疥疮"无心论战有一说法了,众皆大笑。

# 第八节 虫咬皮炎

## ❗ 师承切要

师承切要者,师承张先生"虫咬皮炎"论治之精要,以及自己领悟与运用张先生之学说及临床的心得体会,力求切中要点。张先生之《医学衷中参西录》中无"虫咬皮炎"专篇病名,然医方编之治女科方中之"消乳汤"方论,"活络效灵丹"方论,书中药物编中之论生石膏、滑石、羚羊角、白茅根、薄荷、地黄、蝉蜕、全蝎、蜈蚣、三七等及医论医案等论中皆有论及,读者宜细读之,于无字句处读书,触类旁通,用于治疗现代医学之"丘疹性荨麻疹"。

## 《医学衷中参西录》书中原文

### 蜈蚣解

蜈蚣:味微辛,性微温。走窜之力最速,内而脏腑,外而经络,凡气血凝聚之处皆能开之。性有微毒,而转善解毒,凡一切疮疡诸毒皆能消之。其性尤善搜风,内治肝风萌动、癫痫眩晕、抽掣瘛疭、小儿脐风;外治经络中风、口眼歪斜、手足麻木。为其性能制蛇,故又治蛇症及蛇咬中毒。外敷治疣甲(俗名鸡眼,为末敷之,以生南星末醋调敷四周),用时宜带头足,去之则力减,且其性原无大毒,故不妨全用也。

## 临证要点

轻证选用风油精、清凉油或无极膏。重证可用衡通散毒汤或季德胜蛇药片内服外用。

# 第九节 接触性皮炎

## 师承切要

师承切要者,师承张先生"接触性皮炎"论治之精要,以及自己领悟与运用张先生之学说及临床的心得体会,力求切中要点。张先生之《医学衷中参西录》中无"接触性皮炎"专篇病名,然书中之"白虎汤"方论,治温病方之"清解汤"、"凉解汤"、"寒解汤"方论,治女科方中之"消乳汤"方论,"活络效灵丹"方论,书中药物编中之论生石膏、滑石、羚羊角、白茅根、薄荷、地黄、蝉蜕、全蝎、蜈蚣、三七等及医论医案等论中皆有论及,读者宜细读之,于无字句处读书,触类旁通,用于治疗中医相对应之漆疮、膏药风、马桶癣等。

## 临证要点

急性症状明显者,以激素暂用之可,中医可用辨证施治,有热则清热凉血解毒,用衡通清毒汤,湿热毒蕴则用衡通扫毒汤法。外用忌用刺激性药。慢性者多为血虚风燥,病情反复发作,皮损肥厚干燥,有鳞屑,或呈苔藓样变,瘙痒剧烈,有抓痕及结痂;舌淡红,苔薄,脉弦细数。治用衡通滋阴汤合衡通定风汤。

## 案例辨析:

何姓男,年33岁,因接触纤维而致全身呈苔藓样变,瘙痒剧烈,有抓痕及结痂。视其舌紫,苔薄黄,脉弦数。辨为气血瘀滞夹热。处以衡通凉血消风汤:

当归、川芎、桃仁、红花、赤芍、柴胡、川牛膝、枳壳、桔梗、炙甘草、炮山甲、三七粉(药汁送服下)各10克,生地、银花、连翘、白茅根各30克,地龙、蝉蜕各10克。水煎服,日服一剂,外用芒硝50克,开水化开泡洗。上方用三日即效,一周全消。嘱其服衡通散每服10克以活血,蝉蜕每服6克日2次以消风,嘱服三周,将血分之热清散之,气血通顺病自可愈矣!

# 第十节　湿疮

## ！师承切要

师承切要者,师承张先生"湿疮"论治之精要,以及自己领悟与运用张先生之学说及临床的心得体会,力求切中要点。张先生之《医学衷中参西录》中无"湿疮"专篇病名,然书中之"白虎汤"方论,治温病方之"清解汤"、"凉解汤"、"寒解汤"方

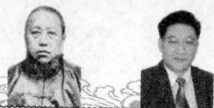

论,治女科方中之"消乳汤"方论,"活络效灵丹"方论,书中药物编中之论生石膏、滑石、羚羊角、白茅根、薄荷、地黄、蝉蜕、全蝎、蜈蚣、三七等及医论医案等论中皆有论及,读者宜细读之,于无字句处读书,师用张先生用一二味药以攻病之论来组方,触类旁通,用于治疗"湿疮",即现代医学之湿疹。

## 《医学衷中参西录》书中原文

### 天水散治中暑宜于南方,北方用之宜稍变通

河间天水散(即六一散),为清暑之妙药。究之南方用之最为适宜;若北方用之,原宜稍为变通。盖南方之暑多夹湿,故宜重用滑石,利湿即以泻热。若在北方,病暑者多不夹湿,或更夹有燥气,若亦重用滑石以利其湿,将湿去而燥愈甚,暑热转不易消也。愚因是拟得一方,用滑石四两,生石膏四两,粉甘草二两,朱砂一两,薄荷冰一钱,共为细末,每服二钱,名之曰加味天水散。

## 李静讲记

湿疮相当于西医之湿疹。急性者多用西医法,中医所接触者多为慢性,且多为用西医西药效不佳者,故外科学诸法为常法。临证所见则多为慢性者。久病多瘀,故气血瘀滞兼夹诸证为多。故经验认为当用疏通气血之衡通消风汤、衡通定风汤、衡通滋阴汤、衡通散结汤。

### 临证要点

湿疮相当于西医的湿疹。西医理论是目前病因尚未完全清楚,多数人认为与某些致敏因素及家族遗传有关。要注意查找有无食物和衣物过敏的相关因素。故此病即西医之短,相对则为中医之长也。而中医之整体观念、辨证论治则可找出病因,祛除病因,找出偏差,纠正偏差。凡属病在外,多属

内在因素表现于外所致。既有外因,亦有内因。外因可引发内因,内因又可加重外因。因此,辨证论治就显得非常重要。

### 释疑解难

经验认为,湿疹之病因主要有风、寒、湿、热、燥、火。然此数因皆有内外之因,而且诸病因皆可致瘀。且又有风寒、风热、风湿、风燥之分,然因于外者,多属实证,因于内者,多属虚证。且有虚实夹杂,寒热错杂者。而中医分为湿热浸淫型,治法为清热利湿;脾虚湿蕴型,治法为健脾利湿;血虚风燥型为病久,治法为养血润肤,祛风止痒,此数法可视为常法。

然而临证每见此证以风为主证者多,风胜则痒。故不可为病名所拘。舌红苔薄黄或薄白属风热,舌淡紫苔白腻属风湿,舌紫苔薄燥属风燥,舌淡苔白润滑属风寒,舌红紫苔白腻,舌尖边有红紫斑点属风湿热并重。治用衡通消风汤为主方,风湿热燥偏重者,加衡通定风汤、衡通滋阴汤、衡通润燥汤、衡通散结汤。

### 案例辨析一:

李姓男,年24岁,双下肢及阴囊湿疹年余。视其舌红紫,苔薄黄腻,脉弦。辨证属气血瘀滞偏风热而燥,治当疏风清热,风热去则燥自愈,方用衡通活血消风汤:

当归、川芎、桃仁、红花、赤芍、柴胡、川牛膝、枳壳、桔梗、炙甘草、生地、炮山甲、三七粉(药汁送服下)各10克,蝉蜕10克,白鲜皮30克,黄芩10克,大黄6克,白蒺藜30克。此方服一周即效,加减服用三周病愈。

祛风先行血,血行风自灭。故衡通汤方可疏通气血,蝉蜕、白鲜皮、黄芩、大黄、白蒺藜可疏风散热祛湿润燥。祛风者,蝉蜕为主药,生地可养血润燥,白蒺藜可消风润燥。白鲜皮可治风湿热,风湿热得消则燥得润,诸药同用气血风热得通则燥自愈。如是病久风燥重者,全蝎、蜈蚣、乌梢蛇等消风定风类药尚可加入。

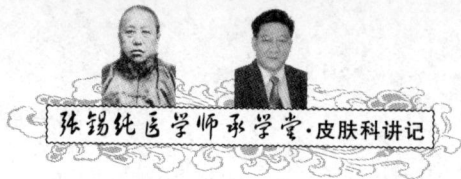

**案例辨析二:**

张姓男,年45岁,病上下肢湿疹两年余。饮酒则会加重,痒甚。视其舌紫暗,苔薄白滑,脉弦滑。证属风燥致瘀。方用衡通定风汤月余病愈。将原方制为散剂,每服10克,日2次,以疏散其瘀滞。

**衡通定风汤**

当归、川芎、桃仁、红花、赤芍、柴胡、川牛膝、枳壳、桔梗、炙甘草、生地、炮山甲、三七粉(药汁送服下)各10克,炒僵蚕10克,全蝎10克,大蜈蚣3条。

衡通定风汤,顾名思义,是用于顽固之风也。顽固之风证,有头风,即神经性头痛、三叉神经痛、过敏性鼻炎。过敏性荨麻疹,即中医之瘾疹。坐骨神经痛,即中医痹证之痛痹。神经性耳鸣,即中医之脑鸣。过敏性哮喘、支气管痉挛、癫痫、眩晕、中风偏瘫等,中医辨证即属风证也。而风湿性、类风湿性关节炎、痛风、颈椎病、腰椎病,皮肤诸证之牛皮癣、白癜风、湿疹、面部黄褐斑、粉刺、脱发、神经性皮炎、鱼鳞病、鹅掌风等,无不与风有关而又顽固。故此类顽症之风,非草木之药所能消散之,必用虫类药方能消散,故用此衡通汤合虫类药组方为定风汤。此方用于气血瘀滞因风而燥者,若舌红紫偏热者,重用蝉蜕,再加地龙。若肿瘤癌症如肺癌、食道癌、乳腺癌、乳腺增生、前列腺肥大、妇科宫颈肥大等属风证者,壁虎、蜂房可加用之。

**学生李洪波**:诸虫类药皆可定风散结,然于西医辨病中医辨证方面,还请老师讲述运用要点与变通用法及诸虫类药用法要点为要!

**李静**:风为百病之长,故西医辨病之神经类者,中医辨证多属风证。如痫,中医说是羊羔风。西医之说神经者,看不见、摸不着,有形之征可查出,无形之风查不出,如胃肠神经官能症,中医叫做肠风。又如神经衰弱,症状多为失眠、头晕、头痛、乏力、精神萎靡等证,中医则属气血俱虚、气滞血瘀生风也。因虚致风证者,补益气血类药重用之,疏通定风类药少用之即可。

因瘀致风者,疏通气血消散定风可也。偏于热者,清热活血风即可定,因于燥者,滋阴润燥方可定风。诸因致有形之结聚者,疏风散结方可定风。比如美尼尔氏综合征之眩晕,中医辨证属肝虚生风者,则山萸肉当为主药。比如脑肿瘤、癫痫,属有形之风者,全蝎、蜈蚣、壁虎为主药。无形之风偏热者,比如过敏性荨麻疹,则一味蝉蜕为主药。无形之风偏于寒者,则乌梢蛇为主药。有形之风表现在皮肤者,如牛皮癣、湿疹之偏热者,炒僵蚕、蜂房为主药。偏寒者,乌梢蛇、全蝎为主药。有形之风证轻者,如慢性咽喉炎、肥厚性鼻炎,则炒僵蚕为主药。重者则全蝎、蜈蚣为主药。有形之风证重者,比如风湿、类风湿之关节变形,则蜂房、乌梢蛇、白花蛇为主药。无形之风证轻之在经络者,如坐骨神经痛,则皂角刺、地龙、蜂房为主药。偏热之风证如脑部症状风证之无形者,偏热者则羚羊角为主药。有形之风如脑瘤、脑囊虫病,则蛇蜕、壁虎为主药。定风者,消之散之风即定,此虫类药辨病辨证用药之大概要点也!

张姓男,76岁。慢性湿疹数年,四肢皮损干燥增厚,搔痒,且大便干结,久治不愈。视其舌淡嫩紫,苔薄白光中剥脱状,脉弦数。证属气血瘀滞血虚阴虚生风郁火致燥,并告知此病年高,阴虚内燥致瘀之体非短期可愈,方用衡通散合衡通滋阴汤:

生地30克,玄参24克,紫草30克,生地榆30克,丹参15克,白芍30克,白茅根30克,竹叶30克。衡通散20克,分两次药水送服下。

上方服一月方有小效,阴虚大减,仍服上方,汤剂改为两日一剂,衡通散仍服。服至三月病方愈。

李姓女,33岁,双手皲裂性湿疹数年,久治不愈。舌红紫,舌中有裂纹,苔薄白,脉弦。辨证属气滞血瘀血热血燥生风。询其月经来前有乳房胀痛与少腹胀,经来有瘀血块。告知此为冲任气血失调,肝郁气滞导致血瘀,血瘀气滞加重生风致燥,当治其内病,内病得愈,外病方能愈之。方用衡通润燥消风汤:

当归、川芎、桃仁、红花、赤芍、柴胡、川牛膝、枳壳、桔梗、炙甘草、炮山甲、三七粉(药汁送服下)各10克,蝉蜕10克,炒僵蚕10克,全蝎10克,生地、乌梢蛇、大胡麻各30克。此方先服2周,后去生地制为散剂,每服10克,日2次,服至三月病大减,又服两月病方痊愈。

此方主治牛皮癣之久病偏血虚风燥者。可用治银屑病、湿疹、面部色斑、脱发、神经性皮炎、白癜风、湿疹、过敏性荨麻疹、过敏性鼻炎、过敏性哮喘、鱼鳞病、三叉神经痛、坐骨神经痛、风湿骨痛、头风、头痛、失眠、眩晕之久病气血瘀滞血燥风盛诸证。润燥主药为生地、大胡麻,消风主药为蝉蜕、炒僵蚕、全蝎。衡通润燥消风者,疏通气血,润其燥则风易消,燥解风消则衡是也。

**学生李洪波:**此方润燥主药为生地、大胡麻。衡通汤为通治之法,润燥汤则为主治因燥致风者。然此润燥汤主治之燥的应用要点是什么?舌脉之辨证要点如何运用?

**李静:**牛皮癣、银屑病中西病名不同,然可视为同病也。故辨证论治即可,不必为病名所拘。包括西医病名之湿疹及诸皮肤病,有是证用是法,有是证用是方、用是药可也。此为中医之长处,即整体观念,辨证论治之精髓。病初者,多为血热风燥型、血虚风燥型、阴虚液涸风燥型,此方为治气滞血瘀风燥型之主方。衡通汤疏通气血是为动药,润燥消风之药为静药,故生地、胡麻用量则重。津液得复则气血宜通,气血通则得润,风自易消是也。不论牛皮癣,还是过敏性荨麻疹,辨证属内燥或外燥均可用此为主方。舌红紫苔薄白而燥者用此方可,舌红紫舌尖有红紫斑则为偏热,加用清热消风之品,则黄芩、白鲜皮可也。舌苔白腻厚者为偏湿,加滑石、土茯苓可也。舌淡苔白润滑属风寒湿,加桂枝、白附子可也。因热致燥者舌红苔薄,清其热则风消燥愈。因寒致燥者,减蝉蜕,重用乌梢蛇、大胡麻可也。因瘀致燥者疏通气血则燥自愈。阴虚内燥者滋其阴通其气血则风消燥愈。因热者其脉多弦数,因虚致燥者脉多弱而无力,因寒致燥者脉多紧或弦迟,因阴虚致燥者脉多弦细,因瘀致燥者脉多弦涩而滞。因热致燥者清其热,疏通其气血,则愈之速。因寒致燥者,祛其寒,疏通其气血,润滑其燥愈之也速。因虚致燥者,需滋养其血,益其气,消其风,润滑其燥,则愈之缓,且虚甚者疏通气血方药用量宜小,滋阴益气之药用量宜大。体不虚而气血瘀滞生风致燥者,疏通气血,润其燥则风消也速。清、温、消、补诸法灵活运用之,则诸法皆属衡而通之之法也!

雷姓男,年21岁,某部战士。胸部有20厘米左右皮损增厚,疼痛痒甚,周围皮纹显著或有苔藓样变,触之较硬,暗红或紫褐色。数家医院均诊为慢性湿疹,局部硬皮病,治疗年余未效来诊。视其舌红紫,苔薄,脉弦。辨证属气血瘀滞风热燥结为患,因在部队煎药不便,故与服衡通消风散,直接用温开水送服下,每服10克,日3次。服至三月,疼痒减,改服衡通散结散服至六月疼痛消,痒止,局部皮损大致恢复,又服三月巩固之。后数月来信表示感谢,诉其病已痊愈。

**衡通散结汤**

当归、川芎、桃仁、红花、赤芍、柴胡、川牛膝、枳壳、桔梗、炙甘草、生地、三七粉(药汁送服下)各10克,炮山甲12克,皂角刺12克,炒僵蚕10克,全蝎10克。

治脏腑癥瘕、积聚,经络气血瘀滞诸证。结之证如过敏性鼻炎、三叉神经痛、神经性耳鸣、过敏性哮喘、过敏性荨麻疹、癫狂痫、头风、诸神经痛是也。皮肤病诸证结者如热疮、蛇串疮、疣、虫咬皮炎、接触性皮炎、湿疹、天疱疮、瘾疹、牛皮癣、粉刺等,然有风、热、湿、燥与瘀之别,结之轻重程度不同而已。故因于风者,消其风其结即散。因于热者,清其热其结即散。因于湿者,祛其湿其结即散。因于燥者,润其燥其结自散。因于阴虚者,滋其阴其结自散。因于瘀者,化其瘀其结自散。结之无形者,因风、因热、因湿、因燥、因阴虚是也。结之有形者,或为病久则瘀结,或为病情夹杂而致结。故此方疏通气血,化瘀散结,既可治无形之结,又可治有形之结。癥瘕、积聚为有形之结之轻者为慢性咽炎、扁桃体炎、鼻炎、鼻窦炎、鼻息肉、淋巴结炎、乳腺增生、前列腺增生、宫颈肥大、卵巢囊肿、子宫肌瘤。有形之结之重者,心肌梗死、肝硬化、脾大、肿瘤癌症。贵在随症加减运用也!

# 第十一节 天疱疮

## ！师承切要

师承切要者，师承张先生"天疱疮"论治之精要，以及自己领悟与运用张先生之学说及临床的心得体会，力求切中要点。张先生之《医学衷中参西录》中无"天疱疮"专篇病名，然书中之"白虎汤"方论，治温病方之"清解汤"、"凉解汤"、"寒解汤"方论，治女科方中之"消乳汤"方论，"活络效灵丹"方论，书中药物编中之论生石膏、滑石、羚羊角、白茅根、薄荷、地黄、蝉蜕、全蝎、蜈蚣、三七等及医论医案等论中皆有论及，读者宜细读之，于无字句处读书，将张先生论用药以胜病为准不可拘于用量之论，触类旁通，用对证之药组方，治疗"天疱疮"，即现代医学之天疱疮和类天疱疮。

### 《医学衷中参西录》书中原文

#### 羚羊角解

羚羊角：性近于平不过微凉。最能清大热，兼能解热中之大毒。且既善清里，又善透表，能引脏腑间之热毒达于肌肤而外出，疹之未出，或已出而速回者，皆可以此表之，为托表麻疹之妙药。即表之不出而毒热内陷者，服之亦可内消。又善入肝经以治肝火炽盛，至生眼疾，及患吐衄者之妙药。所最异者性善退热却不甚凉，虽过用之不致令人寒胃作泄泻，与他凉药不同。此乃具有特殊之良能，非可以寻常药饵之凉热相权衡也。或单用之，或杂他药中用，均有显效。

## 李静讲记

现代医学之治疗原则：①支持疗法。②皮质激素。③免疫抑制剂。④血浆置换疗法。⑤中医中药。⑥局部治疗。

此论即为中西结合之法。临证可视其病情，用西医法治其标，中医法治其本，内外并治之。

### 临证要点

天疱疮相当于西医的天疱疮和类天疱疮。其特点是皮肤或黏膜上出现大疱，自觉瘙痒。

本病应与疱疹样皮炎、大疱性表皮松解症、大疱性多形红斑相鉴别。热毒炽盛证，治宜清热凉血解毒，方用衡通解毒汤加减；心火脾湿证，治宜泻心凉血、理脾利湿，方用衡通滋阴清燥汤加减；气阴两伤，治宜益气养阴、清热解毒，方用衡通滋阴汤加减。外治可根据不同皮损，选用青黛散、黄连膏、生肌象皮膏、湿毒膏、甘草油、养阴生肌散、锡类散等。

此病用中西结合法，以中医凉血滋阴解毒为要点。偏于实者，以中医清热凉血为主，则羚羊角、白茅根、生地、生石膏、滑石、竹叶、麦冬类组方。偏于虚者则可合用西医之支持疗法，激素只可暂用之是为要点。

### 案例辨析：

陈姓男，年72岁。腰部、腋下、腹股沟多处起豆大水泡，经医多次，有谓带状疱疹者，有谓天疱疮者，愈而复发，痛痒难忍。视其舌暗紫，舌尖边有瘀斑，苔白腻滑，脉弦滞。其多次经医治疗，湿热火毒大部已祛，然仍复发者，气血瘀滞，风湿瘀毒致燥未能祛之，与服衡通活血消风汤、定风汤、散结汤之意，以疏通气血，化瘀散结，祛湿润燥。用西药胸腺肽注射，衡通散每服10克，日2次。滑石20克(布包煎)、土茯苓30克、生地18克、玄参12克、白鲜皮18克、苦参

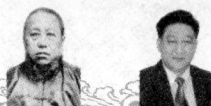

10克,白蒺藜30克,生薏米30克。服至六剂,诸症减,又服六剂,疮疹消,仍有疼痛,与服衡通散二十日方愈。

**李静按**:中医治病需辨证论治,不可为病名所拘。有是证用是法,有是证用是药方可。此证舌紫暗即是瘀,故需疏通气血,活血化瘀散结消风。西医辨病固然重要,然中医辨证是为治本。有瘀则需化之,有风则需消之。阴虚则需滋阴,燥结则需润之。用对证之药组方攻病,久病必有瘀,故活血化瘀、疏通气血当为主。视其所偏,兼治之可也。西医之支持疗法、激素疗法、免疫抑制剂均不能治其气血瘀滞毒邪积结,故只能视为治标非治本也。本既不能治,病因即是未能消除,病因未能消除,其复发是必然的。然病情急重时,可用中西并用之法,则为标本同治之法,既治标令病者痛苦先减,亦可根治是也。

# 第十二节 药毒

## ！师承切要

师承切要者,师承张先生"药毒"论治之精要,以及自己领悟与运用张先生之学说及临床的心得体会,力求切中要点。张先生之《医学衷中参西录》中无"药毒"专篇病名,然医方编之治女科方中之"消乳汤"方论,"活络效灵丹"方论,书中治疮科方论中之"内托生肌散",药物编中之论三七等及医论医案等论中皆有论及,读者宜细读之,于无字句处读书,触类旁通,从整体出发,辨证论治,用于治疗"药毒",即现代医学之药物性皮炎、药疹。

### 《医学衷中参西录》书中原文

在籍时,本村张氏女因家庭勃谿,怒吞砒石,未移时,作呕吐。其兄疑其偷食毒物,诡言无他,唯服皂矾少许耳。其兄闻其言,急来询解救之方。愚曰皂矾原系硫氧与铁化合,分毫无毒,呕吐数次即愈,断无闪失,但恐未必是皂矾耳，须再切问之。其兄去后，迟约三点钟复来，言此时腹中绞疼，危急万分，始实言所吞者是砒石，非皂矾也。急令买生石膏细末二两，用凉水送下。乃村中无药铺，遂至做豆腐家买得生石膏，轧细末，凉水送下，腹疼顿止。犹觉腹中烧热，再用生石膏细末半斤，煮汤两大碗，徐徐饮之，尽剂而愈。后又遇吞火柴中毒者，治以生石膏亦愈，然以其毒缓，但煎汤饮之，无用送服其细末也。

## 李静讲记

中"药毒"之轻证，一般给予口服抗组织胺类药，重证屡可导致休克，每需用地塞米松类，甚至给氧方可。此即西医之长。中药若遇重证，再去取药煎汤似有不及，故取长补短是为中医之必要！

然易中"药毒"者，与易过敏者相同，多为体内气血瘀滞之故。唯愈后用中医之衡通法论，找出偏差，纠正偏差，至少可减轻症状发作程度。毒发之轻者，救之尚可，毒发之重者，往往救之不及也。

### 案例辨析一：

1997年曾治张姓男，年55岁，因外伤皮肤破损，涂用红汞，当即出现全身红斑，呼吸急促，急用地塞米松20毫克，维生素C3克，加到5%葡萄糖液500毫升中，静脉滴注，病情迅速缓解。

### 案例辨析二：

王姓男，因患念珠菌龟头炎，外搽"乐肤液"，其将龟头包皮提起，将药液灌入包皮内，因药液过多而将龟头灼至溃烂，用抗炎、外用等多种药物，溃疡面终不能收口。患者大惧，曾用过湿润烧伤膏有效，然患者焦急，每于结痂时将其揭开导致再次溃疡而不能愈。思张锡纯之论治法，与服内托生肌散之意改汤，方用衡通托毒汤，悟出湿润烧伤膏有效，于其外用生地榆煎水，以药水浸泡之，并再三嘱咐只用浸泡，不可揭其痂。连续用一周，方始渐渐收敛。仍服衡通托毒汤

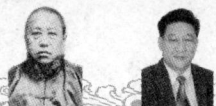

一周,令浸泡后用云南白药粉撒之。衡通托毒汤:

当归、川芎、桃仁、红花、赤芍、柴胡、川牛膝、枳壳、桔梗、炙甘草、生地、三七粉(药汁送服下)各10克,黄芪30克,炮山甲、皂角刺各12克,天花粉18克,大蜈蚣3条。

此证用抗生素与外用诸法近一月而效不佳,终用托毒外出之衡通托毒汤与生地榆煎水浸泡两周方渐愈。此人病前曾患前列腺炎,屡用抗生素,导致体内气血瘀滞,故局部溃疡愈之也难。方用衡通托毒汤疏通气血,益气托毒外出,再合外用生地榆之凉血解毒,待其渐敛时方用云南白药,终至痊愈。

# 第十三节 瘾疹

> **! 师承切要**
>
> 师承切要者,师承张先生"瘾疹"论治之精要,以及自己领悟与运用张先生之学说及临床的心得体会,力求切中要点。张先生之《医学衷中参西录》中无"瘾疹"专篇病名,然医方编之治女科方中之"消乳汤"方论,"活络效灵丹"方论,书中治疮科方论中之"内托生肌散",药物编中之论三七、当归等及医论医案等论中皆有论及,读者宜细读之,于无字句处读书,特别是书中论蝉蜕、蛇蜕的功用,触类旁通,用于治疗"瘾疹",即现代医学之荨麻疹。

## 《医学衷中参西录》书中原文

### 蝉蜕解

蝉蜕:无气味,性微凉。能发汗,善解外感风热,为温病初得之要药。又善托瘾疹外出,有皮以达皮之力,故又为治瘾疹要药。与蛇蜕并用,善治周身癞癣瘙痒。若为末单服,又善治疮中生蛆,连服数次其蛆自化。为其不饮食而时有小便,故又善利小便;为其为蝉之蜕,故又能脱目翳也。

## 李静讲记

　　既明常法,当知变法。临证所见诸多过敏性荨麻疹患者,每先服用西药抗过敏药物,如扑尔敏、特非那丁、息斯敏等类。近年来说息斯敏不可用,现多改用"开瑞坦"。然其仍为同类,服之即止,停则又发,实仍为换汤不换药也。此即西医之短,只能治标不能治本是也。然而病人素质如此,非久服不效,屡次复发,方悟西药不能根治,求诊于中医,每求速效。岂不知积重难返之理矣?其病之发作,本由体内气血瘀滞有所偏而风生,风者,过敏也!然为何过敏?西医需作过敏源检测,耗时耗力,所得结果仍是对某种物质过敏,仍用抗组织胺类药而已。此西医理论之局限,即西医之短也。而中医则辨证论治,找出偏差纠而正之,病根自除。

　　外科学之论常规治法皆可用之,然其病因为气血瘀滞须当明之。且中医所治皆属顽固之风,屡服西药故也。中医论祛风先行血,血行风自灭。而临证需以气血瘀滞为主因,视其所偏,不外风热、风寒、风湿、风燥而已。而诸因皆可致气血瘀滞是也!因虚致瘀生风者,补其虚、疏其风、通其瘀可也。因瘀致风者,通其瘀风自消。故衡通法是为简捷之法,以衡通汤疏通气血,偏风热者,加用蝉蜕、炒僵蚕、地龙、蜂房。偏风寒者,加用全蝎、蜈蚣、白蒺藜、乌梢蛇。偏风湿者,加用滑石、土茯苓、生薏米、白鲜皮。偏风燥者,加用山萸肉、枸杞、黑芝麻、阿胶。

### 临证要点

　　瘾疹相当于西医的荨麻疹。其特点是皮肤上出现瘙痒性风团,发无定处,骤起骤退,消退后不留任何痕迹。应与水疥、猫眼疮相鉴别。风热犯表证,治宜疏风清热,方用衡通消风汤加减,风热重可再加羚羊角、蛇蜕;风寒束表证,治宜疏风散寒,方用桂枝汤或麻黄桂枝各半汤合衡通汤加减,风寒重者可再加黑附片、白花蛇;血虚风燥证,治宜养血祛风润燥,方用衡通润

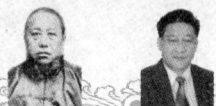

燥汤加减,重者可再加熟地、阿胶。

急性发作痒甚者,配伍外用硼砂、白矾、芒硝各 10 克,开水泡开外洗。

我常用衡通散、消风散、散结散直接送服下,急则治其标,缓则治其本是也。

**案例辨析:**

陈姓女,年 34 岁,患过敏性荨麻疹数年,屡治不效。现发展致食鱼虾即病发,食鸡也发作,甚至食牛、羊、狗肉均发作,而且服中药虫类药如全蝎、蜈蚣等也发作,导致经医服药一服即加重,不敢再服药。来诊时细询得知此情节,告知尚可不用虫类药,只用植物药来治,然效果必缓。患者允诺。视其舌紫舌尖有红紫斑点高出舌面,苔白腻,脉弦细。体型瘦小,面黄,食少,经来量少。辨证属气血两虚,风湿热燥气血瘀滞则风胜,可谓复杂之证,虚弱之体,无怪不耐药力矣。处以衡通活血消风汤,小其量,方用:

当归、川芎、桃仁、红花、赤芍、柴胡、川牛膝、枳壳、桔梗、炙甘草、生地、炮山甲、三七粉(药汁送服下)各 10 克,蝉蜕 6 克,白鲜皮 10 克,黄芩 6 克,大黄 3 克,白蒺藜 18 克。三剂试服。

服一剂即来,诉病情加重,全身无处不发。恍悟山甲、蝉蜕亦虫类药也,不得已,将二味去之,并将原方衡通汤之诸药量均减为 6 克,白鲜皮亦减为 6 克,黄芩减为 3 克。嘱其再试服之,数日来诊说,服此剂量没有大发作,后照此方服至月余方始有效,服至 5 个月左右,病方愈。后介绍其母及其亲友来诊病,知其病愈。

**李静:**我临诊近四十年,所治过敏症者屡,每用衡通汤合消风汤加虫类药治急症,用衡通散、消风散、散结散治慢性症状,多取良效。有只用蝉蜕一味研末治之者,是辨其属风热,蝉蜕可清热凉血定风是也,视其体质,每服 5~6 克或 10 克可也。是以此证偏风热者为多也。有只服乌梢蛇一味愈病者,是辨其为风寒而用之。用量视其体质,每日可用 20~30 克,重症体实可用至 50 克。风热者,舌红苔薄黄者是也。风寒者,舌淡苔白润滑是也。若舌红紫舌尖有红紫斑点高出舌面者,风湿热并重也,每用自制消风散愈之,则为黄芩、白鲜皮、大黄是也。只用衡通散者,适于舌紫苔薄者,即气血瘀滞无形之结也。加用虫类药即为定风汤、散结汤者,是为气血瘀滞有形之结也。瘾疹即过敏性荨麻疹本属无形之气血瘀滞夹有所偏,而瘀久则气滞血瘀,是为有形之结之轻者,有形之结之重者则非属过敏性之病,即非属瘾疹之风证也。然既有无形之结,即可致有形之积结。无形之结愈之也易,有形之积结愈之也难,有形之坚积之结愈之更难是也!

"上工治未病"即是此理。体内无形之结是为气滞血瘀,而表现于体外者是时聚时散之瘾疹,无形之结久则可导致有形之积结,现于皮肤表面之时聚时散之结可谓无形与有形之间,愈之则可谓无形,不能愈之久则必为有形之结。此是为中医辨证论治之长,西医所不能及矣!试想人之体内脏腑有形之结聚,西医可查出,然病之因则难以辨明。论至此,读者可明扁鹊望齐侯之论说之意也!此即病现于表,必为内因所致。只用对证治疗者,何谈能治其本矣?

而以此证不能用虫类药者不多,且费时最长,用药量且需轻,重则病发,可证其气血瘀滞兼夹诸证之特异体质,用药需与病机、病体息息相符方可也。后与此病人诊治其他病,与其亲友诊病,数年来经常接触,验证出其气血瘀滞得到缓解,后治数次,均辨证为气血瘀滞夹湿热,每用衡通汤为主方,曾用衡通陷胸汤数剂治愈其感冒心悸发作,其舌红紫苔白腻,舌尖又有红紫斑点,是湿热又作,故数剂即愈者,视其舌质舌苔已消矣。曾用衡通温通汤治其腹泻腹痛数剂愈,视其舌淡,苔白润滑。曾用衡通散原方治其咽痛数日即愈,视其舌质紫淡,苔薄白之时。其舌质舌苔之变化如此,证明其体质虚矣,一有所偏则病作也。而守定疏通其气血之衡通诸法,则诸证可治也!其始治之病时,气血瘀滞久,故需时较长,气血得以疏通,故后所病皆属标也。因此疏通气血纠其所偏则愈之也速。此即中医治病求本,其本属气血瘀滞,所病皆为所偏,故治其本纠其偏,令其恢复平衡则病愈矣。

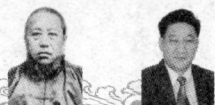

# 第十四节 牛皮癣

## 师承切要

师承切要者,师承张先生"牛皮癣"论治之精要,以及自己领悟与运用张先生之学说及临床的心得体会,力求切中要点。张先生之《医学衷中参西录》中无"牛皮癣"专篇病名,然医方编之治女科方中之"消乳汤"方论,"活络效灵丹"方论,书中治疮科方论中之"内托生肌散",药物编中之论三七、羚羊角、全蝎、蜈蚣、蝉蜕等及医论医案等论中皆有论及,读者宜细读之,于无字句处读书,特别是书中之"论癫症治法",触类旁通,用于治疗"牛皮癣",即现代医学之神经性皮炎。

## 《医学衷中参西录》书中原文

**蝎子解**

蝎子:色青,味咸(本无咸味,因皆腌以盐水,故咸),性微温。善入肝经,搜风发汗,治痉痫抽掣,中风口眼歪斜,或周身麻痹,其性虽毒,转善解毒,消除一切疮疡,为蜈蚣之伍药,其力相得益彰也。

## 李静讲记

牛皮癣相当于西医的神经性皮炎,与白疕同属皮肤科顽症之一。其特点是皮肤局限性苔藓样变,伴剧烈瘙痒。应与慢性湿疮、皮肤淀粉样变、白疕相鉴别。肝郁化火证,治宜清肝泻火,方用龙胆泻肝汤加减;风湿蕴肤证,治宜疏风利湿,方用消风散加减;血虚风燥证,治宜养血祛风润燥,方用四物消风饮或当归饮子加减。外治以止痒为原则,可选用2号癣药水、斑蝥醋、百部酊、川槿皮酊、润肤膏、黑油膏等。

外科学此论诸法可视为常法。顾名思义,神经者,风也。故每于精神紧张及生气时病情会加重,可认为是气有余便是火。每于夏季发作加重,是内火与外之热复受风邪故也。既辨为气滞火郁致燥生风,风胜则痒,故活血疏肝凉血清热消风是为正治法。肝郁化火证,治宜清肝泻火,方用龙胆泻肝汤加减是为治其标,然尚需辨其气血瘀滞之本,故变通用法当为衡通法,用衡通汤疏通气血治其本,疏泄肝之郁火治其标可也,衡通汤加羚羊角6克、滑石30克、土茯苓30克、大黄6克、连翘18克、白茅根30克组方是为衡通清肝消风汤。风湿蕴肤证,治宜疏风利湿,方用消风散加减祛风除湿消风是为治标,合用衡通汤疏通气血是为治本,则衡通消风汤标本同治。血虚风燥证,治宜养血祛风润燥,方用四物消风饮或当归饮子加减,重证久病用衡通定风汤或衡通散结汤,重用虫类药,是用药以胜病为准也。

## 临证要点

此证愈而易复发者,无形之气滞血瘀导致局部皮肤之有形郁结是也。肝郁化火证,其舌多红紫,苔多薄黄或薄白而燥,舌尖多有红紫斑点。若红紫斑点高出舌面者,为郁火之有形,疏之散之其郁火得去,则衡通清肝消风汤加减愈之也速,愈后用衡通汤或散缓治其本即可。若舌之红紫斑点隐于舌面,则属血虚阴虚郁结之火,则需养血活血清热消风,用衡通滋阴消风汤愈之也缓。因血虚生风,风胜致燥,燥则郁火故也。风湿蕴肤证,舌紫苔白腻者,衡通消风汤疏通气血,祛湿清热消风愈之也速,症消后用衡通汤或散疏通其气血,令其体内恢复平衡方能根治。因风湿而致气滞血瘀者,消风祛湿则愈之也速。因气滞血瘀致风湿者,疏通其气血,风湿则自去,愈之也缓。风湿致气滞血瘀者多为病之初,故愈之速。气滞血瘀导致风湿郁结多属久病,表现于体外是为有形之结滞,故愈之也缓。若舌紫苔薄滑腻者,则属风湿瘀结久病之有形之结,愈之不易,根治更难。故当用衡通法论找出其偏差纠而正之,论持久战方可。血虚风燥证之舌多为淡或淡红,苔多薄白或白滑腻。此属血虚致燥生风,故养血润燥息风愈之不易,根治更难。衡通汤加用虫类药以定风散结,静药易重,定风散结药易轻,守方常服久服方可。

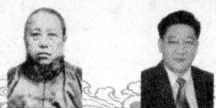

因此,牛皮癣称为皮肤科四大难症之一。病怕有名,则牛皮癣与银屑病同也。现代医学为了将神经性皮炎与中医所称之牛皮癣相鉴别,故将中医之松皮癣、白疕定名为"银屑病"即在于此。辨证论治要点即有是证用是法,有是证用是方。激素类药不可用,掩盖症状,服之即效,停药则发。维生素类只可用于血虚风燥证,且也只能治其然,不能治其所以然,即不能治为何维生素缺失也。

此病要点是不为病名所拘束,找出偏差,纠正偏差,恢复其体内平衡。

### 释疑解难

**学生曾泽林**:神经性皮炎相当于中医之牛皮癣,其与银屑病的区别是什么?辨证论治的要点是什么?读老师之衡通法论似乎明白了许多,有是证用是法,有是证用是药。然而其病名不同,必有其不同之处,老师论述牛皮癣属风重致燥致瘀,而风则相当于西医之神经可谓一语中的。风胜则痒是牛皮癣的特点。究竟怎样才能根治此顽症呢?

**李静**:牛皮癣一般认为顽固难治且易复发,其根源在于两点:一是只治局部,未从整体观念出发。发于局部者,多用外用药治其局部,轻者可愈之,重者则难愈。二是全身发作者,症状消即停药,未能找出病因,消除病因故导致复发。顽疾皆有因,找出病因即找出体内偏差,彻底纠正之,等于说是改变人的体质方为治本。然此证本属气血瘀滞,肝郁化火证须疏肝散郁,常法治疗用龙胆泻肝汤泻火有余,疏肝解郁不足。故需伍以衡通汤疏通气血。方中有四逆散疏肝散郁,桃红四物汤活血养血,桔梗、川牛膝之一升一降,则气血得以畅通,郁火则易散。再有三七之化瘀托毒外出,山甲之无处不到。故我每用衡通清肝消风汤,且常制为散剂服以巩固疗效,令其体内恢复平衡是为治本。风湿蕴肤证辨其为风湿致燥致瘀,则用消风散为主方,我常用消风散:白鲜皮 9 克、黄芩 6 克、大黄 3 克,研末送服,每服6~9 克,每日2~3 次。因瘀致风湿者则用衡通活血消风汤,因风湿致燥致瘀者,则舌多为淡,苔多白腻厚。因瘀致风湿者,舌多紫而苔白腻。风湿致瘀燥者病程多短,因瘀致风湿者病程多长。风湿重者愈之则速,瘀燥重者愈之也缓。血虚风燥证用衡通定风汤或衡通散结汤,亦可制散便于久服方可根治。

### 衡通清肝消风汤

当归、川芎、桃仁、红花、赤芍、柴胡、川牛膝、枳壳、桔梗、炙甘草、生地、炮山甲、三七粉(药汁送服下)各10克,羚羊角6克,滑石30克,土茯苓30克,大黄6克,连翘18克,白茅根30克。

清肝消风者,清肝之热风自消也。衡通清肝消风汤者,清肝胆之气血瘀滞偏热者也。方用衡通汤疏通气血;羚羊角6克,滑石30克、土茯苓30克、大黄6克、连翘18克、白茅根30克,清肝之郁热。方用大队清散肝热之药,与疏通气血之衡通方药同用之,且此类药非苦寒太过,故可用于治郁热效速也。此方治肝胆气血瘀滞夹热诸皮肤证效。辨证舌紫或红紫斑点,舌苔薄属气血瘀滞偏热者。方中连翘,张锡纯先生论之可解肝之郁火郁气,心情急躁者服之可散,郁火散则急躁消。古云气有余便是火,连翘能理肝气之郁为张先生之论,读先生此论,遇此证每重用连翘,屡试不爽。可证张先生用药之精到,读者宜细细领会之。

现代人肝之为病颇多,肝气郁滞证亦多,肝气郁滞致偏热者更多。肝性刚,肝气郁滞则可致火。经云气有余便是火即是此理。衡通清肝消风汤可治肝病之偏热者,可治胆病气血瘀滞之偏热者,可治胃肠病气血瘀滞之偏热者,更可治妇科病气血瘀滞之偏热者。又可治肝胆火旺之失眠、多梦、头痛、头晕、精神症状,且可治泌尿生殖系统病之因气血瘀滞之偏热者,如淋病、尿道炎、前列腺炎,妇科痛经、闭经、月经不调、白带过多以及男女不孕不育症。妇女面部色斑辨证多为气血瘀滞偏热之证,亚健康状态亦多为气滞血瘀偏热。因此,临证辨证有气血瘀滞偏热者,皆可用此方,辨证加减运用,有是证用是方可也。肝主疏泄,肝的疏泄功能即肝的气化功能。气化功能失常,则病根当在于肝,故又曰肝无补法,肝病不治,求之阳明。实则肝无补法并非说一定不用补法,以通为用,疏通之即是补也。肝病不治,求之阳明,并非不治也,治阳明实则是为了治肝也。肝病多表现在胃肠的症状,故有木克土之说,治疗胃肠实则是治肝也。肝胆火上扰于心,多会出现失眠、多梦、头痛头晕诸神经症状,故清肝之热则诸症自消。肝络阴器,故泌尿生殖系统病多与肝有关。肝火下迫可导致泌尿生殖系统诸病,清其肝火,疏泄功能得畅则诸症自能愈之。肝主筋,故风湿痹证多与肝有关,如风湿痹证之偏热者,用羚羊角清肝通络是为正治。只有肝热症状者,用羚羊角、白茅根、金银花等清之即可。上可清肝之热治失眠、头晕,中可治肝脾失调之胁痛、腹痛、胃痛、腹泻,下可用治尿痛、下腹痛、经血过多、白带过多、淋浊诸症。

**衡通活血消风汤**

当归、川芎、桃仁、红花、赤芍、柴胡、川牛膝、枳壳、桔梗、炙甘草、生地、炮山甲、三七粉(药汁送服下)各10克,蝉蜕10克,白鲜皮30克,黄芩10克,大黄6克,白蒺藜30克。

此方治肝胆病、鼻炎、咽炎、眼病,皮肤病之牛皮癣、银屑病、白癜风、脱发、湿疹,风湿病之气血瘀滞之偏风重者,或风热、风湿、风燥诸证。凡舌红紫苔白腻,辨证属风重之证皆可用之。风属无形,而风湿、风热、风燥亦属无形,但如现风湿热燥型症状且病程久者,均可选用。祛风先行血,血行风自灭。故衡通汤方可疏通气血,蝉蜕、白鲜皮、黄芩、大黄、白蒺藜可疏风散热祛湿润燥。祛风者,蝉蜕为主药,生地可养血润燥,白蒺藜可消风润燥。白鲜皮可治风湿热,风湿热得消则燥得润,诸药同用气血得通则燥自愈。如是病久风燥重者,全蝎、蜈蚣、乌梢蛇等消风定风类药尚可加入。

**衡通滋阴消风汤**

当归、川芎、桃仁、红花、赤芍、柴胡、川牛膝、枳壳、桔梗、炙甘草、炮山甲、三七粉(药汁送服下)各10克,生地30克,玄参24克,白芍30克,蝉蜕10克,蛇蜕3克。

此方用大队滋补肝肾之阴药,用于阴虚内燥之牛皮癣、银屑病、湿疹、皮炎、过敏性荨麻疹、风搔痒等诸皮肤病证。现代人此种类型颇多,而西医对于此类病证辨病无所适从,故曰"亚健康"状态,实则因阴虚内燥导致诸证出而体内阴阳失衡也。滋其肝肾之阴,则气血得通,阴阳得衡是也。

此方用衡通汤与滋阴清热药于一方,可证现代人阴虚内燥者多、阳虚者少之论,张锡纯先生曾论之。舌红紫苔薄或苔光者,或呈地图舌者为阴虚,舌尖边有红紫斑点者即属有火,舌紫者即属有瘀,舌尖红斑高出舌面者易治,舌尖红斑隐于舌下者难治。只要舌尖有红斑点者即非纯寒,红斑越多,郁热越重。舌尖红紫斑点高出舌面为郁滞之瘀火多实,舌尖红斑点不高出舌面者为虚火难治。舌尖红斑高出舌面者可用芩、连清散之,舌尖红斑不高出舌面者则非芩、连所能胜任。初病验舌苔,久病验舌质。舌尖有一红斑点,即代表体内有一分火,舌尖无红斑点,舌淡苔白润滑者属虚寒。舌淡苔白润滑、舌尖却有红斑点者为上热下寒且寒多火少。舌红嫩紫苔光者为阴虚极液竭,多为难治。舌淡极苔无血色者为阳气虚极亦属难治。

### 衡通润燥消风汤

当归、川芎、桃仁、红花、赤芍、柴胡、川牛膝、枳壳、桔梗、炙甘草、炮山甲、三七粉(药汁送服下)各10克,蝉蜕10克,炒僵蚕10克,全蝎10克,生地、乌梢蛇、大胡麻各30克。

此方主治牛皮癣之久病偏血虚风燥者。可用治面部色斑、脱发、银屑病、白癜风、湿疹、过敏性荨麻疹、过敏性鼻炎、过敏性哮喘、鱼鳞病、三叉神经痛、坐骨神经痛、风湿骨痛、头风、头痛、失眠、眩晕之久病气血瘀滞血燥风盛诸证。润燥主药为生地、大胡麻,消风主药为蝉蜕、炒僵蚕、全蝎。衡通润燥消风者,疏通气血,润其燥则风易消,燥解风消则衡是也。

牛皮癣病初者,多为血热风燥型、血虚风燥型、阴虚液涸风燥型,此方为治气滞血瘀风燥型之主方。衡通汤疏通气血是为动药,润燥消风之药为静药,故生地、胡麻用量则重。津液得复则气血宜通,气血通则得润、风自易消是也。不论牛皮癣,还是过敏性荨麻疹,辨证属内燥或外燥均可用此为主方。舌红紫苔薄白而燥者用此方可,舌红紫舌尖有红紫斑则为偏热,加用清热消风之品,则黄芩、白鲜皮可也。舌苔白腻厚者为偏湿,加滑石、土茯苓可也。舌淡苔白润滑属风寒湿,加桂枝、白附子可也。因热致燥者舌红苔薄,清其热则风消燥愈。因寒致燥者,减蝉蜕,重乌梢蛇、大胡麻可也。因瘀致燥者疏通气血则燥自愈。阴虚内燥者滋其阴通其气血则风消燥愈。因热者其脉多弦数，因虚致燥者脉多弱而无力，因寒致燥者脉多紧或弦迟，因阴虚致燥者脉多弦细，因瘀致燥者脉多弦涩而滞。因热致燥者清其热，疏通其气血，则愈之速。因寒致燥者，祛其寒，疏通其气血，润滑其燥愈之也速。因虚致燥者，需滋养其血，益其气，消其风，润滑其燥，则愈之缓，且虚甚者疏通气血方药用量宜小，滋阴益气之药用量宜大。体不虚而气血瘀滞生风致燥者，疏通气血，润其燥则风消也速。清、温、消、补诸法灵活运用之，则诸法皆属衡而通之之法也！

## 衡通定风汤

当归、川芎、桃仁、红花、赤芍、柴胡、川牛膝、枳壳、桔梗、炙甘草、生地、炮山甲、三七粉（药汁送服下）各10克，炒僵蚕10克，全蝎10克，大蜈蚣3条。证偏热加蝉蜕、地龙各10克。

衡通定风汤，顾名思义，是用于顽固之风也。顽固之风证，有头风，即神经性头痛、三叉神经痛。过敏性鼻炎，即中医之鼻鼽。过敏性荨麻疹，即中医之瘾疹。坐骨神经痛，即中医痹证之痛痹。神经性耳鸣，即中医之脑鸣。过敏性哮喘、支气管痉挛、癫痫、眩晕、中风偏瘫等，中医辨证即属风证也。而风湿性、类风湿性关节炎、痛风、颈椎病、腰椎病，皮肤诸证之牛皮癣、银屑病、白癜风、湿疹、面部黄褐斑、粉刺、脱发、神经性皮炎、鱼鳞病、鹅掌风等，无不与风有关而又顽固。故此类顽症之风，非草木之药所能消散之，必用虫类药方能消散，故用此衡通汤合虫类药组方为定风汤。

此方用于气血瘀滞因风而燥者，若舌红紫偏热者，重用蝉蜕，再加地龙，风热重甚可再加蛇蜕。若肿瘤癌症如肺癌、食道癌、乳腺癌、乳腺增生、前列腺肥大、妇科宫颈肥大等属风证者，壁虎、蜂房可加用之。风为百病之长，故西医辨病之神经类者，中医辨证多属风证。如痫，中医说是羊羔风。西医之说神经者，看不见、摸不着，有形之征可查出，无形之风查不出，如胃肠神经官能症，中医叫做肠风。又如神经衰弱，症状多为失眠、头晕、头痛、乏力、精神萎靡等证，中医则属气血俱虚气滞血瘀生风也。因虚致风证者，补益气血类药重用之,疏通定风类药少用之即可。因瘀致风者,疏通气血消散定风可也。偏于热者,清热活血风即可定,因于燥者,滋阴润燥方可定风。诸因致有形之结聚者,疏风散结方可定风。比如美尼尔氏综合征之眩晕,中医辨证属肝虚生风者,则山萸肉当为主药。比如脑肿瘤、癫痫,属有形之风者,全蝎、蜈蚣、壁虎为主药。无形之风偏热者,比如过敏性荨麻疹,则一味蝉蜕为主药。无形之风偏于寒者,则乌梢蛇为主药。有形之风表现在皮肤者,如牛皮癣,偏热者,炒僵蚕、蜂房为主药;偏寒者,乌梢蛇、全蝎为主药。有形之风证轻者,如慢性咽喉炎、肥厚性鼻炎,则炒僵蚕为主药;重者则全蝎、蜈蚣为主药。有形之风证重者,比如风湿、类风湿之关节变形,则蜂房、乌梢蛇、白花蛇为主药。无形之风证轻之在经络者,如坐骨神经痛,则皂角刺、地龙、蜂房为主药。偏热之风证如脑部症状风证之无形者,偏热者则羚羊角、蛇蜕为主药。有形之风如脑瘤、脑囊虫病,则蛇蜕、壁虎为主药。定风者,消之散之风即定,此虫类药辨病辨证用药之大概要点也!

## 衡通散结汤

当归、川芎、桃仁、红花、赤芍、柴胡、川牛膝、枳壳、桔梗、炙甘草、生地、三七粉(药汁送服下)各10克,炮山甲12克,皂角刺12克,全蝎10克,生内金18克,蜈蚣三条,蛇蜕6克,生水蛭10克,虚加人参、黄芪,寒加桂枝、附子。

治脏腑癥瘕、积聚,经络气血瘀滞诸证。结之证如过敏性鼻炎、三叉神经痛、神经性耳鸣、过敏性哮喘、过敏性荨麻疹、牛皮癣、银屑病、癫狂痫、头风、诸神经痛是也。癥瘕、积聚为有形之结之轻者为慢性咽炎、扁桃体炎、鼻炎、鼻窦炎、鼻息肉、淋巴结炎、乳腺增生、前列腺增生、宫颈肥大、卵巢囊肿、子宫肌瘤。有形之结之重者,心肌梗死、肝硬化、脾大、肿瘤癌症。

结者,瘀结也!然有有形之结与无形之结。此方治有形之结与无形之结皆可。无形之结,愈之也速。有形之结,脑梗塞、肿瘤癌症也。无形之结之轻者,过敏性鼻炎、三叉神经痛、神经性耳鸣、过敏性哮喘、过敏性荨麻疹、癫狂痫、头风、诸神经痛是也。无形之结之重者,则牛皮癣、银屑病、白癜风、红斑狼疮等。癥瘕、积聚为有形之结之轻者,为慢性咽炎、扁桃体炎、鼻炎、鼻窦炎、鼻息

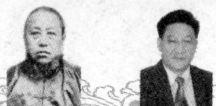

肉、淋巴结炎、乳腺增生、前列腺增生、宫颈肥大、卵巢囊肿、子宫肌瘤。有形之结之重者，心肌梗死、肝硬化、脾大、肿瘤癌症是也。衡通散结汤者，疏通气血与消散结聚之方药组方，虚者加参、芪以助消结之药力，寒加桂、附以温散之。

**案例辨析：**

1997年治樊姓男，年52岁，经友人介绍来诊，其慢性牛皮癣、荨麻疹皆有之。询其病史，答曰二十多年矣。问其治否？曰：治了二十多年。全身皮损遍布，并常有荨麻疹发作。其说痒甚。视其舌紫苔黄厚腻。痒则风重，舌紫为热，苔腻则湿重，证属风湿热并重也。询其不怕药苦，即处以消风散方：白鲜皮9克，黄芩6克，大黄3克。每服9克，日3次。并告知服后可能大便增多。

一周后来诉服药后感觉无何好转，思之当为病重药轻，上方加倍服之。又一周后来诊，急问其大便，答曰仍未有腹泻及大便增多。百思不得其解，量亦不可再行加大，只得仍服二诊量。告知患者其风湿热太重，病程又久，证亦顽固，此次可取三周之药，以观其效。

三周后来诊询之大便仍然未泻，但痒及荨麻疹均已见轻。如此往来数次已然熟了，患者说等我病好了一定好好请你喝酒以示感谢。恍问他能否饮酒，答曰：我在工商局是纪委书记，家中开一小杂货店，自己好酒，每天最少要喝一斤白酒的。始悟他为何服此大量之药不泻之理了，告知他说：你服的方药别人服一次一包9克都有腹泻拉肚子，你服加倍的量还不泻，可能是酒的作用。问其酒能否不喝，答曰很难。无奈只好仍服下去，服至四个多月方治愈停药。

一年多以后又来，说听朋友讲你治鼻炎还挺好，我还有过敏性鼻炎也请你给我治一下吧。视其舌苔仍有风湿热象，仍用消风散给服之。其问我治牛皮癣你给我用此药，现在治鼻炎为何还是此药？答之曰：中医是从整体观念出发的，辨证论治，你的皮肤病是风湿热，当用消风散治之。现在你的鼻炎，中医辨证还是风湿热，所以还是用消风散。此与西药青霉素既能治肺部炎症，又能治泌尿系炎症是同一道理也。

**学生曾泽林：**读此明白中医有是证用是方、用是药之理，明白老师所论衡通法之理。此证牛皮癣与过敏性荨麻疹,辨其舌紫苔黄厚腻,痒则风重,舌紫为热,苔腻则湿重,证属风湿热并重,可谓抓主证,用对证之药组方攻病,药简效宏。而又用同方治过敏性鼻炎,可谓有是证用是方,中医辨证论治之精髓。触类旁通,则此方可治湿疹,可治银屑病,可治诸皮肤科病风湿热重者,异病同治是也。

# 第十五节　风瘙痒

### ！ 师承切要

师承切要者,师承张先生"风瘙痒"论治之精要,以及自己领悟与运用张先生之学说及临床的心得体会,力求切中要点。张先生之《医学衷中参西录》中无"风瘙痒"专篇病名,然医方编之治女科方中之"消乳汤"方论,"活络效灵丹"方论,药物编中之论地黄、三七、天冬、蝉蜕等及医论医案等论中皆有论及,读者宜细读之,于无字句处读书,找出病因,触类旁通,祛除病因,用于治疗"风瘙痒",即现代医学之皮肤瘙痒症。

### 《医学衷中参西录》书中原文

干地黄(即药局中生地黄):经日晒干,性凉而不寒,生血脉,益精髓,聪明耳目,治骨蒸劳热,肾虚生热。熟地黄(用鲜地黄和酒,屡次蒸晒而成):其性微温,甘而不苦,为滋阴补肾主药。治阴虚发热,阳虚不纳气作喘,劳瘵咳嗽,肾虚不能制溺水,小便短少,积成水肿,以及各脏腑阴分虚损者,熟地黄皆能补之。

### 临证要点

临证要点是抓主证,主证为瘙痒,痒则为风胜。然风为何偏胜?血虚生风是主因,尚有风热、风寒、风湿、风燥致瘀之别。变通用法为衡通法论,找出其偏差,即为主证是也。故中医之祛风先行血,血行风自灭可为理论指导。因此,衡通汤中之桃红四物汤当为活血行血之主方,视其所偏组方治之。

舌红紫苔薄白属风热,舌淡苔白润滑属风寒。舌红紫舌尖有红紫斑点属风湿热并重,舌紫苔薄而干属风燥。用衡通汤为主方,再用对证之药数味以攻病,则方中之四物汤为养血润燥之静药。瘀滞偏重者,舌紫苔薄者,衡通汤为主药,消风定风之药宜为佐使。风寒湿热有所偏重者,则攻病之药是为主药,故量需重之。等诸偏得以纠正后,减量用之方可。辨证用药总以病机息息相符是为要点。

### 释疑解难

**案例辨析:**

**学生李想:**此例为一老中医,现在七十多岁了,专长是治蛇咬伤、小孩黄疸病等,但是现在他自己得了一种奇怪的病,家人代诉:他自己都看不了,他算是个乡下的赤脚医生,但是从小就学医,拜了很多师父,到老了名声在那一带也渐渐有了些,身体也一直很好。但是因为农村被蛇咬大多是热天,咬的还是脚,所以很多病人都来不了,一个电话,往往暑天的正中午,他就骑个单车走了,有时还有几十里路,这样一来就是几十年,现在老了,几年前突然浑身发痒,越来越严重,晚上更是睡不着,还抽筋,当地医生说是热毒,要换血才行,现在身上已经没有一处好的地方了,但不是自己长什么东西,都是他自己痒得受不了抓的,可能和那个经历有关系,他看蛇咬很有名的,就是看不好自己的病,很多医生说只有这个法子能救他,难道真的只有换血一法了吗?

**李静:**能治蛇毒即能治自己之毒热也!无非是蛇毒来之也速,自己之毒热来之也缓也!与其服凉血解毒之方药即可也,人老气血衰,加服养血润燥之药可也。西医诊为热重即可辨出也。蛇毒得之速,治对证去之也速。其热得之缓,故治之愈之也缓是也!体内蕴结之毒热换血可缓解,然久之毒热必又炽也,换血只能将血中之热毒换去,然不能将产生积热之因消除是也!肝癌换肝,肾衰换肾,癌症也是如此,手术之,扩散!化疗之,人所共知也。手术同样不能解决为何长癌,只能将所长之癌切除,故复发扩散是必然的,其内火内燥才是病因,如何解决内火内燥方为治本,祛其火则燥自减,燥减则风自消,风消则痒自止是也。其为心火者,可用黄连,肝火者,可用羚羊角,肺火者可用黄芩,肾火者可用黄柏,胃火可用大黄,此为实火之治法。抽筋者,肝风内动也!然其年纪已高,其必为虚中夹实,瘀滞不得出之火也!

故此症属瘀结之毒热,且又年高血衰,故当养血凉血,清瘀结之毒热。方用衡通清肝消风汤重加蛇蜕:

当归、川芎、桃仁、红花、赤芍、柴胡、川牛膝、枳壳、桔梗、炙甘草、生地、炮山甲、三七粉(药汁送服下)各10克,羚羊角6克,滑石30克,土茯苓30克,生地、大黄各6克,连翘18克,白茅根30克,加蛇蜕6克。

此证毒热瘀结数年,故当重用羚羊角,再加蛇蜕清肝息风。且此证论治需用张锡纯先生论用药以胜病为准之论,故方中主药当为生地、羚羊角、蛇蜕、滑石凉血清郁热。山甲、三七、大黄可化瘀散瘀托毒外出。血府逐瘀汤疏通气血为佐,土茯苓、连翘、白茅根表散风湿热为使。

蛇蜕治此证张锡纯书中有论,是为治癫病而用。而蛇蜕性偏凉,故可治因血热生风致燥之瘀结,有形之结如肿瘤,特别是头部之脑瘤、脑囊虫之剧烈头痛,偏风热之搔痒证及牛皮癣、银屑病、过敏性荨麻疹、过敏性鼻炎等证。曾有书刊上记载有一七旬老翁突发奇病,每日嗜食蛇蜕,一日不服则烦躁不安。家人于附近山上觅与其食,久之老翁头发由白转黑,满面红光,竟有返老还童之象。

蛇蜕的原动物极多,为游蛇科动物黑眉锦蛇、锦蛇、乌梢蛇、赤链蛇等多种蛇蜕下的皮膜。凡银白色或淡棕色者均可入药。蛇蜕具有祛风退翳、明目、解毒、杀虫的功效,主要用于治疗各种顽固性皮肤病,如顽癣、疥疮、肿毒与带状疱疹等。此外,也可以治疗小儿惊风、喉痹、目翳、腰痛、痔漏、急性乳腺炎、绒毛膜上皮细胞癌等疾病。

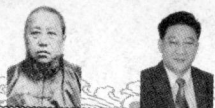

# 第十六节 风热疮

## 师承切要

师承切要者,师承张先生"风热疮"论治之精要,以及自己领悟与运用张先生之学说及临床的心得体会,力求切中要点。张先生之《医学衷中参西录》中无"风热疮"专篇病名,然医方编之治女科方中之"消乳汤"方论,"活络效灵丹"方论,书中治疮科方论中之"内托生肌散",药物编中之论鲜地黄、三七、鲜小蓟等及医论医案等论中皆有论及,读者宜细读之,于无字句处读书,触类旁通,将凉血解毒之药一二味组方以攻病,用于治疗"风热疮",即现代医学之玫瑰糠疹。

## 《医学衷中参西录》书中原文

### 地黄解

鲜地黄:性寒,微苦微甘。最善清热、凉血、化瘀血、生新血,治血热妄行、吐血、衄血、二便因热下血。其中含有铁质,故晒之、蒸之则黑,其生血、凉血之力,亦赖所含之铁质也。

## 李静讲记

风热疮相当于西医的玫瑰糠疹。其特点是淡红色或黄褐色斑,其长轴与皮纹一致,上覆以糠秕状鳞屑,先有母斑后有子斑。应与紫白癜风、圆癣相鉴别。风热蕴肤证,治宜疏风清热止痒,方用消风散加减;风热血燥证,治宜凉血清热、养血润燥,方用凉血消风汤加减。外治可选用硫黄膏外涂,三黄洗剂,2号癣药水外搽或外洗。

此证尚需与银屑病相鉴别,然中医辨病以外,辨证论治则同。而此证多为风热风燥证,故病名不同,治法亦异。此证属风热致结之轻者,故疏风清热散结愈之也速,与牛皮癣、银屑病诸因瘀结之重者不同也。

## 临证要点

此证为风热风燥致结之轻者,用常法即可愈之。

**案例辨析：**

应姓男,年33岁。病已一周,初起微发热,似感冒状。上肢与胸背部有暗褐色斑块。曾用西药打针输液数日未效。视其舌紫嫩,舌尖紫红斑,舌中有裂纹,苔薄白燥,脉弦滑大。弦者,气血瘀滞,滑者风燥也。辨证属肝胆热燥生风,复又外感风热之邪,引发内之风热燥结而病作。治用衡通凉血消风汤:

当归、川芎、桃仁、红花、赤芍、柴胡、川牛膝、枳壳、桔梗、甘草、三七粉(药汁送服下)各10克,羚羊角6克,生地、生石膏、白茅根、紫草、升麻、生地榆各30克,蝉蜕10克。水煎服七剂效,又服七剂病愈。

**学生曾泽林**:此证亲见老师验舌与辨病辨证结合,并讲述此证不必拘于西医病名,曰此证初得,清其热、凉其血、消其风、散其瘀,愈之也速,并嘱忌食鱼腥海鲜类食物及酒类,果然服之即效,很快即愈。而且老师每讲辨病,详视其皮损即诊为玫瑰糠疹,而病人说在他处只诊说是皮肤顽症,故愈之也慢。然病人着急,故求治于中医。而老师则断言西医治法不效者,是此证非细菌性炎症,故非西医所长,实为经验之谈也。而所处之方,仍不出衡通法,辨其证属血热风燥复感外邪致结,故用凉血消风汤,内外同治,实为恢复其平衡之法也。

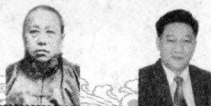

# 第十七节 白疕

## ！师承切要

师承切要者,师承张先生"白疕"论治之精要,以及自己领悟与运用张先生之学说及临床的心得体会,力求切中要点。张先生之《医学衷中参西录》中无"白疕"专篇病名,然医方编之治女科方中之"消乳汤"方论,"活络效灵丹"方论,治疮科方论中之"内托生肌散",药物编中之论地黄、大黄、三七、全蝎、蜈蚣等及医论医案等论中皆有论及,读者宜细读之,于无字句处读书,特别是"论用药以胜病为主不拘分量之多少"之论,触类旁通,从整体观念出发,纠偏求衡,用于治疗"白疕",即现代医学之银屑病。

## 《医学衷中参西录》书中原文

### 大黄解

大黄:味苦,气香,性凉。能入血分,破一切瘀血。为其气香故兼入气分,少用之亦能调气,治气郁作疼。其力沉而不浮,以攻决为用,下一切癥瘕积聚。能开心下热痰以愈疯狂,降肠胃热实以通燥结,其香窜透窍之力又兼利小便(大黄之色服后入小便,其利小便可知)。性虽趋下而又善清在上之热,故目疼齿疼,用之皆为要药。又善解疮疡热毒,以治疗毒尤为特效之药(疗毒甚剧,他药不效者,当重用大黄以通其大便自愈)。其性能降胃热,并能引胃气下行,故善止吐衄,仲景治吐血、衄血有泻心汤,大黄与黄连、黄芩并用。《神农本草经》谓其能"推陈致新",因有黄良之名。仲景治血痹虚劳,有大黄䗪虫丸,有百劳丸,方中皆用大黄,是真能深悟"推陈致新"之旨者也。

凡气味俱浓之药,皆忌久煎,而大黄尤甚,且其质经水泡即软,煎一两沸药力皆出,与他药同煎宜后入,若单用之开水浸服即可,若轧作散服之,一钱之力可抵煎汤者四钱。大黄之力虽猛,然有病则病当之,恒有多用不妨者。是以治癫狂其脉实者,可用至二两,治疗毒之毒热甚盛者,亦可用至两许。盖用药以胜病为准,不如此则不能胜病,不得不放胆多用也。

【附案】愚在籍时,曾至邻县治病,其地有杨氏少妇,得奇疾,赤身卧帐中,其背肿热,若有一缕着身,即觉热不能忍,百药无效。后有乘船自南来赴北闱乡试者,精通医术,延为诊视。言系阳毒,俾用大黄十斤,煎汤十碗,放量饮之,数日饮尽,竟霍然痊愈。为其事至奇,故附记之。

## 李静讲记

经验认为,本病初发时,辨证论治极为重要。用衡通法论找出偏差,纠正偏差,愈之也速,根治亦较易。然此证初发,病者往往不在意,求诊于西医,服用维生素者有之,服用抗生素者有之,重证不效服用激素者有之,而且服用免疫抑制剂如抗肿瘤药物白血宁者亦有之。西医理论既不能明确其病因,何谈能根治之?用维生素轻者可效,病者医者以为愈也,不久又复发,方知维生素不能治本。因于感染者,服用抗生素有效,又以为愈矣,不久又复发,方知抗生素也不能根治之。医者给予激素,很快即效,停药则发,甚则加重。更有甚者,给服小剂量免疫抑制剂,慢慢亦可愈之。体壮实者可数年不复发,则以为病愈,久则复发更加严重,仍千方百计觅其药服之。国人素质如此,积重难返是也!小小药片即有如此神效,难怪医者病者会用之。然而其不知服用激素类药与免疫抑制剂无异于饮鸩止渴也!服用维生素效与不效不为紧要,服用抗生素最多是偏用凉药可导致气血瘀滞。而服用激素久则导致极大副作用,甚至产生依赖性,数见银屑病病人久服激素导致头大如斗,面如怪人,腹大如瓮,一日不用激素,吃饭的力气也没有,完全丧失劳动力,岂不悲哀?屡见服用白血宁类抗癌药片反复发作的病人,其述说每天服白血宁一片,开始服月余即痊愈。有的年余,有的数年则又复发,而且

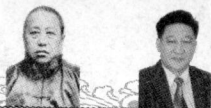

复发时间越来越短。男性病人则会因性功能丧失而需服补肾壮阳药物，而且怪在服用壮阳药物后性功能恢复时，病情必会复发，又需再服白血宁类药来控制病情，如此恶性循环，不知何日是为愈期矣。

现代医学主用维生素类治此证，是只看到病之表面，即是知其然，未明其所以然也。即维生素缺失会导致皮肤表皮过度增生和真皮慢性炎症反应，为何会导致维生素缺失，不得而知。用抗生素者，是用于因细菌感染所致者，而银屑病并非是细菌致病，只是细菌性炎症导致病发而已，故抗生素亦非根治之药、治本之法也。激素用之即效，对病因毫无作用，复发是必然的，加重是病因未除，病情发展的必然结果。免疫抑制剂可抑制肿瘤细胞增殖，即可抑制皮肤鳞屑的增殖。然更于病因毫无作用，而且会导致全身气血的耗损，可谓是得不偿失也！

因此，银屑病之难治即在于此。现代中医面对的几乎都是久病屡复发的银屑病患者。故中医传统之四诊，尤其是问诊就显得极为重要。久服维生素、抗生素的还好，若是服用激素的，停药后往往复发，而且呈迅速发展的趋势。如不详询其治疗经过，诊断后即与其用中医辨证论治之治法，往往会越治越重，中医遇此迷茫不解，病人反责中医不行。而服用免疫抑制剂的复发病人，往往也是如此。故遇此类病证，详细询问后，当向病人述说清楚，方不致遭谤也！只有依据现今掌握的银屑病发病原理，针对众多环节综合治疗，才能取得较为满意的疗效。无论选择什么样的方法，均应按照用药原则，根据银屑病的分型、分期、皮疹面积、部位、发病次数、患病持续的时间、既往患者使用过的药物等诸多因素，权衡利弊，全面考虑，始终强调安全无害、重在调理的策略。面对银屑病防治实践中的种种困惑，银屑病的实验研究显得更为重要。而现代医学实验研究中，绝大部分实验要用实验动物进行，皮肤病的研究也不例外。各种动物的特点不同，用途各异，在实验研究中必须根据实验动物的特点及实验内容选用符合要求的动物。实验动物的选择关系到实验的成败。而人毕竟不同于动物，中医之整体观念、辨证论治，找出偏差纠正偏差，即令其恢复体内平衡之衡通法论可为此病之大法。因此，张锡纯先生之"论用药以胜病为主不拘分量之多少"之论则可为此病证之指导理论。病体内出现偏差,则用药以胜病为主,不拘分量多少以能胜病为准是为治难证之大法。治病如打仗,用药如用兵,病之初者,视其所偏,集中兵力打歼灭战愈病也速。病久者,气血瘀结所偏更甚,则须用论持久战方可。《医学衷中参西录》书中之论值得玩味。

张锡纯先生之"论用药以胜病为主不拘分量之多少"所论治皆非治银屑病,然于无字句处读书,触类旁通,当明治治之证非医者出自心智不可。只用常法者,别人治不好的病,自己也治不好。而临诊所见者,病者每求速愈,不然则屡屡更医,本属可治之病,久则成痼疾也!

现代医学根据临床表现一般将银屑病分为寻常型、脓疱型、关节型和红皮型4种类型。中医外科学将白疕分为风热血燥、血虚风燥、瘀滞肌肤来论治,可以证明"燥"是本病之特点。而且中医所接诊的大多数病人均非初病,故每多具有不同程度的血瘀气滞而燥的表现。经验认为,风热血燥证,治宜清热解毒、凉血活血,清热祛风药宜重用,伍以凉血活血之药。风热既祛,则仍需养血活血润燥方可治本。验其舌红紫赤,苔薄黄或薄白腻干燥者,方用犀角地黄汤或凉血地黄汤加减本属对证,然犀角难得且价昂,故每用衡通凉血消风汤:

当归、川芎、桃仁、红花、赤芍、柴胡、川牛膝、枳壳、桔梗、甘草、三七粉(药汁送服下)各10克,羚羊角6克,生地、生石膏、白茅根、紫草、升麻、生地榆各30克,蝉蜕10克。

药无难代之品,前贤何廉臣倡紫草、大青叶可代犀角,张锡纯先生倡羚羊角清热息风且有表散作用,裘沛然老师倡升麻治阳毒载于仲景书。故每用紫草、白茅根、生石膏、升麻、生地榆、生地以凉血清热消风,衡通汤疏通气血与养血于一方,而方中之清热凉血药重于疏通气血之药。待风热去,则减凉血清热药,用养血活血化瘀之衡通汤即可。若舌红紫,舌尖有红紫斑点高出舌面,苔白厚腻或黄腻者,则属风湿热燥瘀结并重,则需用衡通活血消风汤,方为衡通汤重加蝉蜕10克、白鲜皮30克、黄芩10克、大黄6克、白蒺藜30克。若舌淡紫苔白厚腻则属湿偏重之风湿致瘀燥结者,则可用衡通湿毒汤,则滑石、土茯苓、白鲜皮是为主攻药物也。

血虚风燥证治宜养血和血、祛风润燥,方用四物汤合消风散加减,重证可用衡通定风汤、衡通润燥消风汤加减,瘀滞肌肤证,治宜活血化瘀,方用桃红四物汤加减。重证用衡通散结汤。偏风寒而燥者合衡通温通汤之意方可。衡通温通汤:

当归、川芎、桃仁、红花、赤芍、柴胡、川牛膝、枳壳、桔梗、炙甘草、生地、炮山甲、三七粉(药汁送服下)各10克,桂枝10克,白芍18克,黑附片12克,生姜12克,皂角刺12克。

此方治气血瘀滞之偏寒需用温通者。此方用衡通汤疏通气血,寒偏重者附子可重用之,疼痛重者白芍可重用之。需温通者桂枝、皂角刺可重用之。

## 临证要点

中医外科学此论治法皆属常法,病之初者尚可愈之,病久证兼夹顽固者难愈也!衷中参西者,此病要点是维生素可用之,西药如免疫增强剂如胸腺肽、转移因子类药、补血类药可用之。其他若抗生素只可暂用之,激素非至极重最好不用,免疫抑制剂更不可用之!中医之整体出发、辨证论治,找出偏差纠正偏差,衡则通之之衡通法当为要点,气通血顺,何患之有?

## 案例辨析一:

郝姓男,年28岁,头部及周身遍布红斑鳞屑,搔痒无度三年,冬重夏轻。自述经医数次不效,近因冬日去浴池洗澡,其他顾客见其周身红斑甚重,均吓得不敢洗而被工作人员赶出来,故苦恼万分。视其体质颇壮,舌红紫,舌尖有红紫斑,苔白厚腻,辨证属于风湿热燥致瘀结并重,告知欲图根治,需不畏苦,且需服中药汤剂。汤者荡也,服少了没力,药不胜病也。患者允诺。处以衡通活血消风汤,因其体实,又加苦参60克。嘱其煎水多服,药苦可分数次服连服二十天为一疗程,收效后尚需服药巩固方可根治。并向其解释体内因风湿热郁久而导致燥结,燥结则气血运行不畅,气血运行不畅则血外溢,故皮肤呈现红斑,复受外风则为鳞屑也。

此例患者取药七剂,服完来诉药极苦,服后吃饭都感到没食欲,但病则消之速,后将苦参减量至10克,又服两周。鳞屑全消即停药,此即证张锡纯先生所论用药以胜病为主不拘分量之多少之论为治难证之方针也。一年后患者又来,诉其病有复发之征象,但较去年大为减轻,病人素质如此,再三嘱咐其坚持服药巩固,其仍不以为然。直至次年冬日病情又发方始来诊,此即病因未能根除之故也。用药如用兵,治病如打仗。病之初,找出病因,祛除病因,集中兵力打歼灭战,视其偏差,纠偏之药重用之,愈之尚易。故此法适用于此病证之进行期,苦参苦寒,有燥湿逐风热之效。湿热减则用量需减,恐其苦极败胃是也。故此风湿热并重之证,用药需大刀阔斧,以能胜其所偏为准。

## 案例辨析二:

吴姓男,年26岁,银屑病进行期,头部及全身红斑鳞屑状。自诉去年秋冬季发病经医治愈,今年入冬又发。视其舌红紫苔黄腻,脉弦数。辨证属于风湿热并重致燥结瘀滞。抓主证,则主证为风湿热,故用消风散,其体不虚,病程未久,风湿热祛则瘀燥自解。方用消风散,方中黄芩清热,白鲜皮祛湿,大黄活血通瘀散毒,每服10克,日3次,20天为一疗程。服至3个疗程症状消。告知其需忌食辛辣腥发之食物,待病根祛除后,仍需忌食一段时间,不然腥发食物易导致复发。患者说难怪去年愈后今年又发,自己是宰羊经营户,几乎每天吃羊肉。告知其羊肉味膻、性热、油腻,故致体内湿热瘀结,复感外邪,内之湿热与外邪搏结则皮肤病发也!

## 案例辨析三:

朋友王清民,病乙肝多年,反复发作,后又患银屑病。舌紫苔薄,辨证属气滞血瘀偏热而燥。经用衡通强肝汤3个月病情稳定下来,肝功能一直正常。后轻信单方,服白血宁片可以根治银屑病,且说有人服后数年未犯。自己服了一个月,每天只服一片,银屑病虽然消了一些,但感觉全身乏力,自认为肝功能肯定高了,一查果然。来询问为何?告知白血宁片是免疫抑制剂,故可用于皮肤鳞屑增殖,但其会杀伤正常细胞,不分敌我一概统杀。患者听后懊悔不已。又与服衡通强肝汤恢复其肝功能,月余即恢复,令其服衡通散,久服方可治其气血瘀滞,并详述其病是内外同病,内之燥致结,即可令外之皮肤生屑。久病体虚气血瘀滞,再用白血宁类药岂不是雪上加霜乎?告知其他人服白血宁小剂量可愈且数年不复发是其体未虚,而其肝脾气血俱虚故不可用也。衡通强肝汤:

当归、川芎、桃仁、红花、赤芍、柴胡、川牛膝、枳壳、桔梗、炙甘草、炮山甲、三七粉(药汁送服下)各10克,党参、黄芪、生地、麦冬、山萸肉各30克。

## 案例辨析四:

张姓男,年56岁,自述病已二十余年,冬重夏轻。视其面容似有服用激素现象之满月脸,细论之,自述开始数年夏季则全消,每至冬季即服药治之,直至治愈。后发展至夏季亦不能全消,只是缓解而已。诉用过维生素开始有效,后则不效。用过激素,服之即效,停即复发且病情加重。也服用过白血宁,服之能消,数月即又发。中药也服过无数,终不能痊愈。视其全身皮损大面积鳞屑状,自述每天晨起可掉落一大把皮屑。视其舌质暗淡,舌尖边有暗瘀斑,苔白腻滑润,脉弦硬,辨证属风寒燥结瘀滞。欲治需论持久战方可,若欲速愈则无望也!此病已二十余年,绝非短期可愈之者,处以衡通定风汤改散,重用乌梢蛇,嘱其久服,至少需一年以上,且愈久愈有希望根治,病人允诺,后不知所终。衡通定风汤:

当归、川芎、桃仁、红花、赤芍、柴胡、川牛膝、枳壳、桔梗、炙甘草、生地、炮山甲、三七粉(药汁送服下)各10克,炒僵蚕10克,全蝎10克,大蜈蚣3条。

证偏热加蝉蜕、地龙各10克,羚羊角丝6克,证偏风寒重加乌梢蛇30克。

## 案例辨析五:

刘姓矿工,男,来诊时视其头大如斗,面如满月,腹大如瓮且有裂纹状斑,走路困难,需人扶持。视其若斯之状,询问是否有六十多岁,其苦笑说才33岁,问其服激素多久了导致现状如此?苦笑答曰已服了近八年,开始是银屑病,去医院医生给开地塞米松片,服一周即效,停药又发,再服又效。后来自购药服,而且越服量需加大方能控制病情,等到出现极大副作用时,已不能不服了,现在是一天不服连走路、吃饭的力气也没有了,已经在家吃劳保,还需家人护理方可,完全成了废人。此即现代人知识浅薄之悲哀,认为小小药片,服之即可愈病,岂不知久服导致气血功能紊乱而回天无力。故告知治之不易,先要撤除激素之副作用,而撤除则需长期服用中药,慢慢或可取代之。病人述说现在吃劳保,每月的劳保费用尚且不够维持生活所需,故无奈,只好与其处以单方。视其舌淡紫苔白厚腻,辨证属湿热瘀滞,令其用熟大黄研成细末,每服从小量开始,以服后大便微溏为度,慢慢调理之。

　　而血虚风燥证多属缓解期,属正虚邪盛,养血滋阴润燥类静药宜重,如生地类;定风类药宜轻,如全蝎类。瘀滞肌肤证多属静止期,治宜活血化瘀、息风润燥为要,宜服丸散类缓治其本。此即急则治其标,需纠偏重用之。缓则治其本,需辨证巧用之是也!

　　**学生李洪波**:此证为皮肤科四大难症之一,老师论述甚有见地,将现代医学与中医结合,以中为主,西医为辅,既指出了滥用西药激素与抗肿瘤药的不可取,又肯定了用西药维生素类与免疫增强剂的可用之法。论述进行期多属风湿热燥证,缓解期多属血虚风燥证,静止期多属瘀滞肌肤证,急则治其标需重用纠偏之药以缓急,缓则辨证论治须用巧方能治本之理。然衷中参西之中西结合应如何具体运用呢?

　　**李静**:经验认为,进行期之风湿热燥致瘀之证,西药之维生素类、胸腺肽、转移因子类药必不效,师张锡纯先生之用对证之药一二味以攻病,再用疏通气血之衡通汤、散以治瘀结之燥,故以重用清热祛湿消风之类药为主,偏风热者,蝉蜕、蛇蜕;偏风湿者,滑石、土茯苓。风湿热并重者,黄芩、白鲜皮、大黄组方,名为活血消风散。病久者合衡通散名为衡通消风散。若舌淡苔白润滑者,属风寒湿燥,则用衡通定风汤、衡通润燥消风汤加减。而且可用维生素类与胸腺肽类方始有效。血虚风燥证用之亦有佳效,瘀滞肌肤证之偏虚者用之亦效。唯风湿热燥之偏实证则不效。因此类西药无清热祛湿消风之功故也！风湿热燥偏实者愈之也速，血虚风燥证需养血疏风润燥愈之也缓，结合维生素与胸腺肽类药其效必佳且速是虚可补之，补之即增效，偏实之证用此类药是实不受补，补反碍邪外出是也！瘀滞肌肤证是为久病必瘀，燥结已成，故愈之也难，根治不易。欲求根治者，非论持久战不可。奈现代人每求速效，杂药乱投，名曰病重乱投医，此即张锡纯先生所论病本可治者，因不加辨证只求速效反致不治之痼疾成也！如何能令医者、病者明此理，则此顽症可愈也！

治病如打仗，用药如用兵。现代人病此证初多不在意，每思服用简易之药、便捷之法愈病，故每信能速愈之法，岂不知用抗生素与清热解毒之类药者是扬汤止沸，用激素类药效速者是拔苗助长，再复发效不佳者用免疫抑制剂如白血宁者是饮鸩止渴。而用衡通法论，从整体出发，辨证论治，找出偏差，纠正偏差。用对证之药一二味以攻病，再用衡通汤、散治其气血瘀滞致燥，有是病用是法，有是证用是方药。急则纠偏治其标，缓则扶正祛邪以治本，而因风寒湿热致瘀令燥之衡通诸法变通巧用之方能治本，始终贯穿之是为此难证根治之法也！然此证愈否尚无标准可循，表面病变愈之并不代表病根祛除之，且此难证现代医学亦无检测标准可供验证之。因此，何时是为病愈？何时是为根治？则需时间来验证之是也！而中医须从四诊辨证，特别是验舌质可证体内平衡与否。初病验舌苔，久病验舌质，再结合验脉，再用阴阳表里寒热虚实八纲辨证，即可验证体内平衡之恢复程度。而此程度无标准可循，此即中医无法复制之故。然西医于此证病因检测难定，故其愈否之标准也属茫然也！

什么是标准？"衡"即标准也！而医者遇此顽证，当多思考其中之理，何为病因？何以纠偏？何时可愈？何为根治之期？故医家十要、病家十要，医者、病者皆当知之为要！

# 第十八节 面游风

## 师承切要

　　师承切要者,师承张先生"面游风"论治之精要,以及自己领悟与运用张先生之学说及临床的心得体会,力求切中要点。张先生之《医学衷中参西录》中无"面游风"专篇病名,然医方编之治女科方中之"消乳汤"方论,"活络效灵丹"方论,书中药物编中之论三七、大黄、花粉、鸦胆子等及医论医案等论中皆有论及,读者宜细读之,于无字句处读书,当悟出书中之论生内金、滑石、天花粉等药之清热祛湿润燥之功用,触类旁通之,用于治疗"面游风",即现代医学之脂溢性皮炎、皮脂溢出症。

## 《医学衷中参西录》书中原文

### 天花粉解

　　天花粉:栝蒌根也,色白而亮者佳,味苦微酸,性凉而润。清火生津,为止渴要药(《伤寒论》小柴胡汤,渴者去半夏加栝蒌根,古方书治消渴亦多用之)。为其能生津止渴,故能润肺,化肺中燥痰,宁肺止嗽,治肺病结核。又善通行经络,解一切疮家热毒,疗痈初起者,与连翘、山甲并用即消,疮疡已溃者,与黄芪、甘草(皆须用生者)并用,更能生肌排脓,即溃烂至深旁串他处,不能敷药者,亦可自内生长肌肉,徐徐将脓排出(有案附载黄芪解下可参观)。大凡藤蔓之根,皆能通行经络,而花粉又性凉解毒,是以有种种功效也。

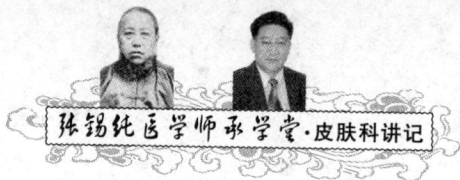

## 李静讲记

外科学论面游风相当于西医的脂溢性皮炎、皮脂溢出症。肺胃热盛治法:清热止痒。方药:枇杷清肺饮酌加知母、苦参片、徐长卿、天花粉等。脾虚湿困治法:健脾渗湿。方药:参苓白术散加减。血虚风燥治法:养血润燥。方药:当归饮子加减。

# 第十九节 粉刺

## ！师承切要

师承切要者,师承张先生"粉刺"论治之精要,以及自己领悟与运用张先生之学说及临床的心得体会,力求切中要点。张先生之《医学衷中参西录》中无"粉刺"专篇病名,然医方编之治女科方中之"消乳汤"方论,"活络效灵丹"方论,书中治疮科方论中之"内托生肌散",药物编中之论三七、大黄、黄芩、鸦胆子等及医论医案等论中皆有论及,读者宜细读之,于无字句处读书,触类旁通,用于治疗"粉刺",即现代医学之痤疮。

## 李静讲记

本病的中医治疗,大多为屡治不效或效而复发的病证。故辨证论治,找出偏差纠而正之非常重要。大多患者久服清热解毒类西药、中成药,外用激素类,求治于中医时往往出现气血瘀滞之体征。故辨证多属气血瘀滞为主要病变,其舌紫苔薄白者,治需疏通气血,化瘀散结托毒外出,故每需用衡通汤或散,方中血府逐瘀汤疏通气血,山甲、三七化瘀通络托毒外出是为主药。偏瘀热者,其舌多紫苔薄白而燥,用衡通清毒汤;偏湿蕴结者,舌多紫苔白腻,用衡通湿毒汤;湿热并重者,舌多红紫,舌尖有红紫斑点高出舌面,苔多白腻且厚,用衡通解毒汤;风湿热并重者,舌红紫苔白腻滑,用衡通活血消风汤。

**衡通清毒汤**

当归、川芎、桃仁、红花、赤芍、柴胡、川牛膝、枳壳、桔梗、炙甘草、生地、炮山甲、三七粉(药汁送服下)各10克,金银花、生石膏、白茅根、滑石、升麻各30克,连翘12克,羚羊角6克。

**衡通湿毒汤**

当归、川芎、桃仁、红花、赤芍、柴胡、川牛膝、枳壳、桔梗、炙甘草、生地、炮山甲、三七粉(药汁送服下)各10克,滑石、土茯苓、白花蛇舌草各30克,虎杖、贯仲各20克。

**衡通解毒汤**

当归、川芎、桃仁、红花、赤芍、柴胡、川牛膝、枳壳、桔梗、炙甘草、生地、炮山甲、三七粉(药汁送服下)各10克,黄连6克,黄芩10克,黄柏10克,栀子10克,大黄6克。

**衡通活血消风汤**

当归、川芎、桃仁、红花、赤芍、柴胡、川牛膝、枳壳、桔梗、炙甘草、生地、炮山甲、三七粉(药汁送服下)各10克,蝉蜕10克,白鲜皮30克,黄芩10克,大黄6克,白蒺藜30克。

**临证要点**

粉刺相当于西医的痤疮。若为病久气血瘀滞兼夹证者,需疏通气血、化

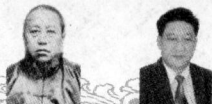

瘀散结、解毒散毒诸法并用时,则可用衡通诸法变通巧用之,且以不用激素为要点。

## 案例辨析一：

吴姓女,18岁,面部粉刺三年余。曾经医数次,所服皆清热解毒类药,反增便秘来诊。视其舌红紫苔白腻且燥,辨证属气血瘀滞湿热毒积。患者上学且又畏服汤药,家长商询有无好的办法,与其服用解毒散结胶囊,方用鸦胆子三七胶囊,每天服三次,每次5粒,饭后服,二十天即效,服至2个月粉刺与便秘痊愈。

## 案例辨析二：

包姓男,年20岁,面部粉刺成结节、脓肿、囊肿。曾久服清热解毒类成药与外用药不效。视其舌紫,舌尖有红斑点,苔薄,脉弦滑。辨证属气滞血瘀毒热瘀积,而其证毒热与瘀积并重,故用衡通化瘀散毒汤：

当归、川芎、桃仁、红花、赤芍、柴胡、川牛膝、枳壳、桔梗、炙甘草、生地、炮山甲、三七粉(药汁送服下)各10克,乳香、没药各10克,皂角刺12克,大黄6克,花粉18克。

因其舌红紫苔薄恐伤其阴,故加桑寄生、夏枯草各30克。水煎服,7剂。

上方服一周,粉刺与脓肿、囊肿有所收敛,上方减去大黄,服至三周大效,后服衡通散一月愈。

## 案例辨析三：

邓姓男,19岁,面部严重粉刺此起彼伏四年余,屡治不效,面部毛囊性丘疹,多数呈黑头粉刺,周围色红,用手挤压,有米粒样白色脂栓排出,少数呈灰白色的小丘疹,以后色红,局部散在发生小脓疱,破溃后痊愈,遗留暂时性色素沉着或有轻度凹陷的疤痕。有的形成结节、脓肿、囊肿等多种形态损害,愈后留下明显疤痕,皮肤粗糙不平,伴有油性皮脂溢出,且伴有脱发、腹胀、大便干结不畅、消瘦等症状。数年来治疗此病已花去两万多元,因影响美观,十分苦恼,不远千里来诊,并述仍在上学,且服煎药不便。视其舌红紫,舌尖红紫斑点多且高出舌面,舌苔白腻厚且垢,脉弦硬而数。辨证属气血瘀滞湿热并重,故处以衡通解毒汤又加滑石,制成散剂。因其屡经医治,所服之药皆属清热解毒类,反将湿热毒邪瘀结体内,故出现腹胀便结之气化瘀塞症状,故再加滑石以通利湿热,与疏通气血、清热解毒之衡通散合用五味黄连解毒汤之衡通解毒汤方改散,再加滑石,寓解毒散毒托毒于一方,服一月,诸症均减,患者极为高兴,视其舌苔湿热并重之症减,脉亦转缓。仍服上方2个月诸症又减,舌尖红紫斑点变小且减少,苔腻大减,告知毒邪已祛近半,效不更方,仍用上方一月,并嘱仍需忌食辛辣刺激性食物为要,患者诉在学校食堂吃饭,辛辣食物在所难免,故嘱需服至舌尖红紫斑点消失,苔腻消失,即为病愈。

此证治疗未用外用药,因患者用外用药太多太久,嘱其只用淡盐水洗脸即可,先用内治法,祛除病因,等内因消除后,面部局部再用外用活血润肤之中药,而且尚需内服清热润燥之品。

**学生曾泽林**:此例粉刺之重为我数次亲见,老师视其舌脉,即辨证属气血瘀滞湿热并重,处以衡通解毒汤改散并加滑石,三次来复诊每次均见舌苔之变化,老师讲述舌质舌苔之变化可证病情之进退,讲述舌尖之红紫斑点退一分,即代表病邪祛一分,用验舌来指导辨证论治,讲述舌紫即为气血瘀滞,舌尖红紫斑点高出舌面即为瘀积之热毒,舌苔白腻即为湿蕴积结,舌苔之底有裂纹即为内燥,清热祛湿疏通气血则毒瘀自散。老师讲述其数年治之不效是只用清热解毒类药,故愈用则气血愈加瘀滞,气血瘀滞则湿热毒积愈重,湿热毒邪愈重则气血愈加瘀滞。如此恶性循环,出现能食消瘦、腹胀便结诸证是湿热毒结导致气化瘀塞也!

以学生看,此例粉刺重症用此法当可愈之。然请教老师其面部所余斑痕与内燥之体当用何法治之方可痊愈呢?

**李静**:此例当先清散其湿热毒邪,疏通其气血。气化得畅,则不致毒邪瘀结。然其毒邪瘀滞与前所治皆属凉药冰遏导致体内气化瘀塞,即前所治皆为闭门逐寇法,用清热解毒药反致湿热冰遏体内不能散出是也。故需用衡通散之通瘀,方中山甲、三七是为主药。用黄连五味解毒汤改散,此数味用量需据其体质与病情来定。用药以胜病为准不可拘于用量,以与病机息息相符为要。此例虽为湿热并重，然非初得之邪，故衡通散加滑石每日服至45克之多，而五味黄连解毒散则只服6克。此即从张锡纯先生之论中悟出，用对证之药一二味以攻病，此证湿热并重，攻病者为清热解毒再加祛湿之滑石，即师张先生用对证之药攻病，而其气血瘀滞颇重，故用衡通散以疏通气血，畅通经络，托毒外出以为佐使，祛邪即是扶正，邪去正方安是也！其能食消瘦不谓不虚，然其虚是湿热毒邪瘀积致气化瘀塞，饮食精微难以吸收所致，故祛邪即是扶正。因瘀致虚者，攻邪即是扶正。因虚致瘀者，扶正即可祛邪。何以验之？其舌质舌苔与脉象即是明证也！

现代人此病颇多，与环境和饮食结构大有关联。而且求治中医者多为久治不效者。现在多数女性是30岁以后发生此病的，多与外用化妆品有关。多为气血瘀滞兼夹诸证，且多合并黄褐斑出现。故辨证施治，每用衡通法论，视其所偏，而用衡通消斑汤为主方，随证加减论治，每收佳效。

### 衡通消斑汤

当归、川芎、桃仁、红花、赤芍、柴胡、川牛膝、枳壳、桔梗、炙甘草、炮山甲、三七粉（药汁送服下）各10克，生地、桑叶、桑葚子、天冬、山萸肉各30克。舌红尖有红斑者可加羚羊角、白茅根。急躁易怒加连翘，舌淡苔薄白滑属风重，可加全蝎10克、蜈蚣3条。舌淡苔白润滑者为偏寒之风，可加桂枝、附子各12克，白蒺藜30克。

此汤名为消斑汤者，乃因现代女性面部色斑病较为多见，且多为久治未能愈者。而黄褐斑之形成，则又多为肝郁，肝之气滞血虚而致风燥型者较为多见。此方用衡通汤疏通气血，加重生地养其血，桑叶、桑葚子、天冬、山萸肉润燥息风，一般服月余可愈。病久瘀滞甚者可多服。面部色斑多属肝病，心肾不交亦多见。然中医之所论属肝病，非西医之肝病也。中医论肝主疏泄，故面部黄褐斑是气化功能失调所致，与西医之色素障碍病相类似。而且以中青年女性为多，且求治迫切。故每用外治法，实则此证是内病现于外之故。只用外治是为扬汤止沸也！肝属木，其性刚。此病多因肝气郁滞，血不能上荣于面而致。有因血分有热郁者，有因血热致燥者，有因血虚生风者,有因气滞血瘀而致血不荣华者。衡通消斑汤以疏通气血为大法,且此证不论是因热、气郁、气滞、血瘀、血虚,诸因皆可致燥是也。

故临证当首辨其因,向病家讲明其病因。告知其病是在肝,但并非是肝炎,肝喜润恶燥,燥则肝血不能上荣于面,则斑成也。故此衡通消斑汤是为平衡气血阴阳,气血阴阳调,则风燥自息,病自愈也。病之初者,以血热者多。多表现为舌红、苔黄或白薄而燥,常用桑叶一味研末服之即愈,是病初未至气血瘀滞也。舌红紫舌尖有红斑点、苔白腻者,为肝气瘀滞夹湿热,衡通活血消风汤可愈之。舌紫苔薄脉弦者,为气血瘀滞风燥,此证最多,病程多久,愈之也缓,一般需月余方能愈之。至于舌淡暗,中有裂纹,脉弦涩者,则为气血瘀滞气血两虚致风燥之证,愈之更缓,根治更需用双补气血法与衡通消斑汤共用之,假以时日方可愈之。

曾有不少此类患者,服之月余斑消,停药年余又发,又服又消,后又复发。故遇此类证,每向病家讲明此中道理,气血不虚者,因热者清其热则斑可消。气血瘀滞致燥生斑者,疏通气血润其燥则斑亦易消。唯气血两虚致瘀而风燥者,则非短期所能改变因虚致瘀成燥生风之体,即是外因致斑易治,内因致斑难消。内因致斑之体不虚者易治,内因致斑体虚者难消难愈是也。

读张先生书日久,则明其论人病阴虚者多之理,治病时需时时注意顾护其阴之理,用药时需时时注意不致伤阴之理。白芷为香燥药,其每可耗损阴液是也。故我临证每注意之,于此类香燥药极少用之,是因现代人多偏阴虚内燥是也。当然,如辨证为风寒湿之证,白芷、白附子、桂枝、皂角刺、蜂房、全蝎、蜈蚣类,如衡通定风汤,每亦用之即效。此即有是证用是药之理也。衡通消斑汤是论其常,用此类风燥药治之是论其变。只会用一招一法一方一药治病者,是守株待兔之辈也。

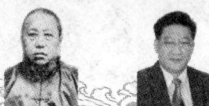

# 第二十节 酒渣鼻

师承切要者,师承张先生"酒渣鼻"论治之精要,以及自己领悟与运用张先生之学说及临床的心得体会,力求切中要点。张先生之《医学衷中参西录》中无"酒渣鼻"专篇病名,然医方编之治女科方中之"消乳汤"方论,"活络效灵丹"方论,书中治疮科方论中之"内托生肌散",药物编中之论三七、黄芩、鸦胆子等及医论医案等论中皆有论及,读者宜细读之,于无字句处读书,触类旁通,用于治疗中医西医同名之"酒渣鼻"。

## 《医学衷中参西录》书中原文

**黄芩解**

黄芩:味苦性凉。中空,最善清肺经气分之热,由脾而下通三焦,达于膀胱以利小便。又善入脾胃清热,由胃而下及于肠,以治肠澼下利脓血。又善入肝胆清热,治少阳寒热往来(大、小柴胡汤皆用之)。兼能调气,无论何脏腑,其气郁而作热者,皆能宣通之。又善清躯壳之热,凡热之伏藏于经络散漫于腠理者,皆能消除之。治肺病、肝胆病、躯壳病,宜用枯芩(即中空之芩);治肠胃病宜用条芩(即嫩时中不空者亦名子芩)。究之,皆为黄芩,其功用原无甚差池也。

石膏之性,又善治脑漏。方书治脑漏之证,恒用辛夷、苍耳。然此证病因,有因脑为风袭者,又因肝移热于脑者。若因脑为风袭而得,其初得之时,或可用此辛温之品散之,若久而化热,此辛温之药即不宜用,至为肝移热于脑,则辛温之药尤所必戒也。近治奉天郭某,得此证半载不愈。鼻中时流浊涕,其气腥臭,心热神昏,恒觉眩晕。其脉左右皆弦而有力,其大便恒干燥,知其肝移热于脑,其胃亦移热于脑矣。恐其病因原系风袭,先与西药阿司匹林瓦许以发其汗,头目即觉清爽,继为疏方,用生石膏两半,龙胆草、生杭芍、玄参、知母、花粉各四钱,连翘、金银花、甘草各二钱,薄荷叶一钱。连服十剂,石膏皆用两半,他药则少有加减,其病遂脱然痊愈。

## 李静讲记

酒渣鼻,俗称红鼻子,现代医学称为玫瑰痤疮。肺胃热盛证属病初症轻者,治法当清泄肺胃积热,方药为枇杷清肺饮加减,伍以外治法。热毒蕴肤证治法当凉血清热解毒,方药用凉血四物汤合黄连解毒汤加减。重症用衡通散毒汤,重用乳香、没药方可。气滞血瘀为病久者,则需用衡通解毒汤加散结之品,且需多服方可愈之。

### 临证要点

一病有一病之主方,一方有一方之主药。外科学所论内外诸法是为常法,而用衡通诸法是为变法。中西结合,内外并治是为要点。酒渣鼻肺胃热盛证为多,故枇杷清肺饮是为主方,主药当为黄芩。而现代中医每治此类病证时,往往只用清肺热之方药其效不佳者为何?瘀滞故也!只清其热,不化其瘀,热何能祛矣?只用外治法者,扬汤止沸耳!肺胃之热是为病因,而热蕴久导致气血瘀滞,气血瘀滞则瘀热更甚是也!将清热之法伍以活血通络之法,枇杷清肺饮与通窍活血汤合用之,方为治标又治本之兼备法也!现代人之病往往如此,故需透过表面现象看本质,因热致瘀者,清其热、化其瘀方可。因瘀致热者,化其瘀其热自散是也!

### 释疑解难

酒渣鼻是怎么得的呢?中医认为肺开窍于鼻,肺主皮毛,故多认为与肺有关,故中医有肺风粉刺、酒渣鼻均属肺之说。肺属金,脾属土,五行相生土生金。故脾胃积热上蒸于肺即属肺胃热结也。舌紫即属瘀,舌红紫苔

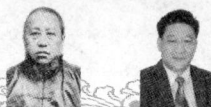

薄黄即属瘀热积结。苔黄腻或白腻即属湿热瘀结。衷中参西者,结合现代医学之论,则当属肺胃有毒邪瘀积所致。临证不可拘于病名,当辨证论治,有是证用是法方可。验其舌紫即属瘀,舌苔黄即属毒热郁结。病初体实者用西药抗生素尚可,病久者反令气血瘀滞,故需用疏通气血、化瘀托毒之法方可。

酒渣鼻肺胃热盛证,热毒蕴肤导致气滞血瘀者为多,然亦有气滞血瘀偏于风湿阳虚者,愈之较易是也。而肺胃热盛证,热毒蕴肤导致气滞血瘀证愈之较难,复发常见即属瘀毒未尽祛之故也。曾治刘姓男患酒渣鼻数年,因嗜酒导致愈来愈重。其证舌紫赤,舌底有暗紫瘀斑甚显,苔则薄黄腻,处以衡通解毒汤方,重用黄芩为 30 克,数剂热象即祛,续服衡通汤,病大减。然其嗜酒,不数月肺胃之热又作,酒渣鼻又发,后发展至胃出血。此即"病家十要"之"节饮食",既知其为酒热之毒熏蒸肺胃而致热毒蕴肤,然嗜酒如命者世上真有其人,是为积重难返,不可救药者也!

又曾治凌姓男,年 42 岁,本亦嗜酒,后因患糖尿病而忌之。然酒渣鼻则屡服药无效,数年来血糖仍高来诊。视其舌紫淡,苔白薄腻而滑,脉弦滞。辨证属气血瘀滞风湿偏于脾肾阳虚。故处以衡通散以疏通气血,金匮肾气丸以治其阳虚之消渴,外用轻粉散合甲硝唑片研细,用雪花膏调成膏每日三次外搽,二十天即效,又治二十天则消。嘱其多服金匮肾气丸。金匮肾气丸为仲景论治消渴之下消而设。且肾属水,肺属金,脾属土。既辨其为肾阳虚而用肾气丸补其阳,是为治二治三之法,肾阳得充,则是为平衡其阴阳气血也。

# 第二十一节 油风

## ！师承切要

● 师承切要者,师承张先生"油风"论治之精要,以及自己领悟与运用张先生之学说及临床的心得体会,力求切中要点。张先生之《医学衷中参西录》中无"油风"专篇病名,然医方编之治女科方中之"消乳汤"方论,"活络效灵丹"方论,治疮科方论中之内托生肌散,药物编中之论大黄、花粉、生内金、生赭石、鸦胆子等及医论医案等论中皆有论及,读者宜细读之,于无字句处读书,将生内金、生赭石、三七、蝉蜕、当归等药组方,触类旁通,用于治疗"油风"即现代医学之斑秃。

### 《医学衷中参西录》书中原文

#### 当归解

当归:味甘微辛,气香,液浓,性温。为生血、活血之主药,而又能宣通气分,使气血各有所归,故名当归。其力能升(因其气浓而温)能降(因其味浓而辛),内润脏腑(因其液浓而甘),外达肌表(因其味辛而温)。能润肺金之燥,故《神农本草经》谓其主咳逆上气;能缓肝木之急,故《金匮》当归芍药散,治妇人腹中诸疼痛;能补益脾血,使人肌肤华泽;生新兼能化瘀,故能治周身麻痹、肢体疼痛、疮疡肿疼;活血兼能止血,故能治吐血、衄血(须用醋炒取其能降也),二便下血(须用酒炒取其能升也);润大便兼能利小便,举凡血虚血枯、阴分亏损之证,皆宜用之。唯虚劳多汗、大便滑泻者,皆禁用。

当归之性虽温,而血虚有热者,亦可用之,因其能生血即能滋阴,能滋阴即能退热也。其表散之力虽微,而颇善祛风,因风着人体恒致血痹,血活痹开,而风自去也。

### 李静讲记

知其常则明其变,脱发,临床多见,且又以年轻患者较多,因影响美观,故治疗迫切,而本病治之非易,越不见效越苦恼,心情抑郁,形成恶性循环,杂药乱投,外搽内服,收效甚微,均因未经辨证施治也。本病为局限性脱发即斑脱较多见,亦可发展成全脱。治之方法颇多,中医、西医、内服、外用、穴位注射、封闭、针灸等。目前多应用中成药养血生发丸,西药维生素、胱氨酸

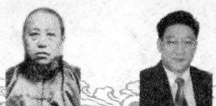

及激素等,效者固有,不效者多见。发为血之余,血旺则发充;发为骨之余,肾主骨,故脱发多与肝肾虚有关,中医临床多责之于肝肾气血俱虚,若人体气通血畅,阴阳平衡,何来脱发。

鉴于多数患者病程较长,长服中药煎剂较为困难,采用中西结合的方法,内服外用综合治之。观本病血热风盛型较为多见,且多为病程短,中医辨证有舌红苔黄,头皮屑多且又搔痒,组成消风散温开水送服或开水泡服,视其体质强弱每服 6~9 克,日服 2~3 次,十天即可收效。服至风湿热诸证消,改服衡通散疏通气血即可。若病久为气血瘀滞兼夹血热风盛者则合用衡通散,名为衡通消风散。

病程长,头顶及前头顶脱者每于洗头梳头时脱落甚多者称为早秃,多种原因所致,且又病程较长,心情抑郁,以致气血瘀滞,治之不易。用衡通散方加大黄以祛瘀生新、生赭石养血安神镇静,组方为衡通活血生发散。

凡血热不明显者服此方即可。气血虚甚者阴虚加服六味丸,阳虚加服八味丸,心阴虚失眠多梦加服天王补心丹,心阳虚面容不华加服归脾丸,辨证施治,药简而效速。

## 临证要点

柏叶、当归治疗脱发为上海名老中医颜德馨所倡,我在临床上多用之,适用于血热血瘀类患者,药简效佳。如无血热指征,我常用衡通散治之,一般三月即可治愈。脱发患者大多为气血瘀滞,局部血液循环不畅所致。衡通散疏通气血是为首选,如血热可加侧柏叶,是为衡通凉血生发散,或径用柏叶当归生发散可也。若舌红紫苔白腻为风湿热并重,用衡通消风散。精神因素导致气血瘀滞者,用衡通活血生发散。尚有气阴两虚而致瘀燥证者,常用生内金、侧柏叶散治之,名为凉血化瘀生发散,气血两虚者用衡通益气汤。肝肾不足者,用岳美中老师倡用之一味茯苓散研末服之,有瘀滞者合用衡通散。

脱发论治要点是找出偏差,抓主证。用对证之药一二味以攻病,佐以疏通气血之衡通诸法,诸偏虚者可加服补益之品,纠正其偏差,体内恢复平衡,气通血顺,脱发自愈也。

**衡通散**

当归、川芎、桃仁、红花、赤芍、柴胡、川牛膝、枳壳、桔梗、甘草各10克,炮山甲、三七粉各20克,每服10克,日2次,重证日服3次。

**消风散**

黄芩10克,白鲜皮10克,生大黄3克,磨粉开水送服,视其体质强弱每服6~9克,日服2~3次。

**衡通消风汤**

当归、川芎、桃仁、红花、赤芍、柴胡、川牛膝、枳壳、桔梗、炙甘草、生地、炮山甲、三七粉(药汁送服下)各10克,蝉蜕10克,白鲜皮30克,黄芩10克,大黄6克,白蒺藜30克。

**衡通消风散**

当归、川芎、桃仁、红花、赤芍、柴胡、川牛膝、枳壳、桔梗、甘草各10克,炮山甲、三七粉、黄芩、白鲜皮、大黄各10克,每服10克,每日2~3次。

**衡通活血生发散**

当归、川芎、桃仁、红花、枳壳、川牛膝、赤芍、柴胡、桔梗、甘草、生大黄各10克,生赭石20克,制为散,每服6~9克,日2次,温开水送服,体实者日服3次。

**衡通定风汤**

当归、川芎、桃仁、红花、赤芍、柴胡、川牛膝、枳壳、桔梗、炙甘草、生地、炮山甲、三七粉(药汁送服下)各10克,炒僵蚕10克,全蝎10克,大蜈蚣3条。

### 衡通益气汤

当归、川芎、桃仁、红花、赤芍、柴胡、川牛膝、枳壳、桔梗、炙甘草、生地、炮山甲、三七粉(药汁送服下)各10克,生黄芪30克,人参12克,生山药、山萸肉各30克。

### 衡通温通汤

当归、川芎、桃仁、红花、赤芍、柴胡、川牛膝、枳壳、桔梗、炙甘草、生地、炮山甲、三七粉(药汁送服下)各10克,桂枝10克,黑附片10克,生姜12克,皂角刺12克。

### 衡通回阳汤

当归、川芎、桃仁、红花、赤芍、柴胡、川牛膝、枳壳、桔梗、炙甘草、生地、炮山甲、三七粉(药汁送服下)各10克,桂枝、黑附片、红人参、生姜各12克。

### 柏叶当归生发散

侧柏叶20克,当归10克,研粉,每日分2~3次服,温开水送下。

### 凉血化瘀生发散

侧柏叶、生内金各等分,每服10克,每日2~3次。

### 衡通理阴汤

生山药、桑叶、桑葚、白茅根、生地、天冬、麦冬、枸杞、北沙参、白芍、山萸肉各30克,玄参、炙甘草各12克,水煎服。衡通散,每日2次,每服10克。

### 衡通润燥消风汤

当归、川芎、桃仁、红花、赤芍、柴胡、川牛膝、枳壳、桔梗、炙甘草、炮山甲、三七粉(药汁送服下)各10克,蝉蜕10克,炒僵蚕10克,全蝎10克,生地、乌梢蛇、大胡麻各 30 克。

**预防与调摄**

1. 注意劳逸结合,保持心情舒畅,避免烦躁、悲观、忧愁、动怒等情志因素。

2. 加强营养,注意摄入富含维生素的饮食,纠正偏食的不良习惯。

3. 注意头发卫生,加强头发护理,不用碱性强的肥皂洗发,少用电吹风吹烫头发。

## 案例辨析一:

徐姓女,16 岁,油风脱发两年余。视其舌淡紫,苔薄白腻,脉弦。辨证属于风湿血燥,处以消风散每服 6 克,生赭石 5 克,每日 2 次,外用乌梅酊,服一月有效,服至 2 个月病愈。

## 案例辨析二:

李姓男,年 33 岁,患油风二十年,呈现多处斑脱,眉毛亦有脱象,久治不愈。舌紫而暗,苔薄白腻,脉弦滑。证属气血瘀滞风湿致燥为患。处以衡通散 6 克,茯苓散 6 克,每日服 3 次,一月小效,三月大效,加用外用斑蝥酊,服至五月方愈。

## 案例辨析三:

曹姓女,30 岁,舌淡紫,苔薄,脉弦细,脱发病已年余。辨证属气血两虚瘀燥为患,处以衡通散每服 9 克,生赭石每服 5 克,日 3 次,服一月即效,又服一月病愈。

## 案例辨析四:

周姓男,28 岁,头屑极多,脱发极重,痒甚两年余,久治不效急躁来诊。舌红紫,苔薄白燥,脉弦。辨证属气滞血瘀风热致燥,此证风湿热燥与气血瘀滞特别是气滞明显,越急躁气滞愈甚。处以衡通散、消风散每次各服 6 克,再加生赭石 6 克,每日 3 次。患者诉急欲取效,加外用乌梅酊,并嘱每日用硼砂、芒硝、白研各10克,开水化开洗之。十日后来诊,诉效果极佳,取30日量。后服至三月病愈。

## 案例辨析五:

陈姓女,病已数月,头屑多,痒甚,脱发严重,头皮且肿痛,失眠多梦,急躁易怒。视其舌红紫,苔薄白,脉弦数,辨证属气血瘀滞血燥生风偏热,处以衡通消风散改汤重用生地、生赭石,再加白蒺藜、蝉蜕。每晚令服西药多虑平一片,以治其焦虑急躁。水煎服十日即效,服至一月病愈。

## 案例辨析六:

任姓男,36岁,来诊时视其头发几乎已掉光,只余十之一二。问其病史,答曰才数月。验其舌淡紫苔薄,脉弦紧。知其气滞血瘀为病矣。细询其是否有心情抑郁不解之结,叹曰妻子带两小女走失数月,奔波寻找数月未果,耗时费力破财,心情何能得好,故病如斯。告知其心病尚需心药医,现既已脱得差不多了,再脱也没得可脱了,只有心宽,再服养血活血生发之药方能长出。患者答曰现已死心不找了,只是恐怕一直像现在这样,将来想再找一对象都难。宽慰其病由心情抑郁所致,若想保其不脱固难。然现在几已脱尽,故只需设法令其再长可也。然必须心情舒畅,药力对证,气通血顺,发自能生矣。患者认为有理,与服衡通散原方加生赭石,配合生姜片外擦,嘱其三月可愈。后服至一月即效,三月果愈。

## 案例辨析七:

张姓女,年20岁。来诊时由其父陪同,自诉求治脱发。诉病已三年,屡治不效,心情苦恼,爱面子,不愿见人,上学工作均受影响。恍悟其带假发,令其脱下,视其头发已脱去十之八九,女孩怕羞,难怪心情抑郁,恶性循环也。视其舌紫苔薄,舌尖边有瘀斑,脉弦滞,辨证属气滞血瘀燥结为患。询其经来有无痛经,答曰有。并有经前乳胀、头痛、失眠多梦等证。告知其父,此证属气滞血瘀已久之证,用疏通气血、化瘀通结之法,约需半年方能痊愈。其父允诺,说有数人在先生处治好脱发病,经人介绍来求先生诊治,其女儿的病是比别人的要重得多。又嘱其需心情舒畅,向其讲解气行则血行的道理,讲解脱发之病因是气滞而致瘀结,头发所需之血不能供应于头皮下,故发无血所养自脱之理。告知与其服用之药皆属活血化瘀通络散结之药,再加生赭石以降逆气,脱发若愈其妇科病必先愈之理。处以衡通活血生发散每服10克,日三次。服至三月,痛经与失眠诸症均减,发也长出许多,服至五月后,其父自来,诉头发大多已长出,其女畏药难服不愿再来,故来代其取回,不由她不服也。

**学生江植成**:脱发病颇为常见,老师于急证每用汤剂,慢性病每用散剂缓治之法。外科学论之分为血热风燥、气滞血瘀、气血两虚、肝肾不足诸型。而老师认为现代人之病多为气血瘀滞兼夹诸证,倡衡通法论治之。较之外科学之论要简捷扼要。曾见老师治韦姓男前额头发几已全脱,与服柏叶当归散一月即效,药简效宏。老师论治此类病证,每用医理说服病人,然后处方遣药,每收佳效。老师常说中西结合,主张不用西药激素,主张有是证用是法,找出偏差,纠而正之。一病有一病之主方,此证是气血瘀滞兼夹所偏,用对证之药一二味以攻病,用疏通气血之衡通汤、散疏通气血,气滞血瘀与所偏差各得其所,气血通顺病自能愈之。故请老师详细讲述,以广学生见闻。

**李静**:现代中医教科书所论之治法皆为常法,故有辨证论型之分。而现代人所患之病皆非单纯模式化者为何?与服用西药、环境不无关系。我临诊近四十年,所治各类脱发数百例,临证所见单纯气血瘀滞证有之,单纯血热风燥者有之,气血两虚证亦有之,肝肾不足更有之。而临证常用单方偏方验方治之,有效有不效。偏血热风燥者柏叶当归散治之,风湿热燥证,消风散治之。单纯气滞证,一味生赭石散可治之。单纯阳虚肝肾不足证,一味茯苓散可治之,西药维生素类于此类证型有效,其他诸证则效不佳。单纯阴虚内热偏燥证,单方生内金合柏叶散可治之。然临证大多均非单纯之证是也!血热风燥可致瘀,气滞可致瘀而燥,气血两虚亦可致瘀且燥,肝肾不足则更易致燥致瘀。血热风燥致瘀者,其舌多红紫苔薄黄或薄白,凉血活血祛风,血行则燥得润而瘀自散,此证之轻者服柏叶当归散即可愈之。血热风湿致燥

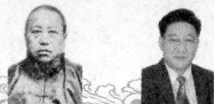

之重者，其舌多红紫，舌尖有红紫斑点，苔多白腻或黄腻，则需用消风散，方中黄芩清热，白鲜皮祛风湿之热燥，大黄通散瘀结，气血得畅则风湿热燥愈之也速。若病久并有气血瘀滞者则舌多紫，舌尖边有瘀斑，病程多久，故需合用衡通散，则为衡通消风散。病重脱甚者可用衡通消风汤，重其量取效也速。气滞血瘀证是精神因素所致，精神者，精神紧张也。紧张者，气滞也。气滞则血滞，血滞则生风也。风是西医理论看不见的，故西医谓之神经紧张，多伴有失眠、多梦等精神症状，西医谓之神经衰弱、神经官能症。其证验舌多属紫红苔薄者，验诸于脉多为弦紧。初病验舌苔，久病验舌质，舌质舌苔难辨者验诸于脉。脉弦紧者即属气滞血瘀。故用养血安神镇静之衡通活血消风汤、散，方中之生赭石镇降逆气，大黄通结是为主药。病重者又多为失眠、多梦、头痛，可加用虫类药以定风，则又为衡通定风汤证也。气血两虚生风致燥致瘀者，其舌多淡红，苔多薄白，脉多弦缓无力。补益气血，气血得通则风燥自愈瘀结自散，若用衡通益气汤法是为永立不败之地之法也。方用衡通汤疏通气血，方中之桃红四物汤即属养血活血之方药，佐用补益气血之参、芪、萸肉、生山药则正气不致受损，则气血更易通畅也。气血两虚是为病因，然其因虚而生风，风生则致燥，燥甚则致瘀，则瘀是病之果也。只用补益气血之药愈之固缓，合用疏通气血之法愈之也速。肝肾不足者每用滋补肝肾法，方药多用七宝美髯丹加减，何首乌之类效不速者为何？未能得以疏通故也。肝肾不足是病因，但因肝肾不足而致燥致瘀是果。只补其不足，不通其气血，何时能得愈病矣？肝肾不足尚有阴阳之分，其舌淡苔白润滑者属阳虚，用衡通温通汤、衡通回阳汤之类温通之法通其阳。舌红嫩紫苔薄或光者属阴虚，衡通理阴汤、衡通润燥散结汤滋阴润燥，气血得通，体内自然恢复平衡，病自易愈也。

# 第二十二节 猫眼疮

## ❗ 师承切要

师承切要者,师承张先生"猫眼疮"论治之精要,以及自己领悟与运用张先生之学说及临床的心得体会,力求切中要点。张先生之《医学衷中参西录》中无"猫眼疮"专篇病名,然医方编之治女科方中之"消乳汤"方论,"活络效灵丹"方论,书中治疮科方论中之"内托生肌散",药物编中之论地黄、羚羊角、三七、鲜小蓟等及医论医案等论中皆有论及,读者宜细读之,于无字句处读书,触类旁通,用于治疗"猫眼疮"即现代医学之多形性红斑。

## 《医学衷中参西录》书中原文

### 黄连解

黄连:味大苦,性寒而燥。为苦为火之味,燥为火之性,故善入心以清热,心中之热清,则上焦之热皆清,故善治脑膜生炎、脑部充血、时作眩晕、目疾肿疼、肉遮睛(目生云翳者忌用),及半身以上赤游丹毒。其色纯黄,能入脾胃以除实热,使之进食(西人以黄连为健胃药,盖胃有热则恶心懒食,西人身体强壮且多肉食,胃有积热故宜黄连清之),更由胃及肠,治肠澼下利脓血。为其性凉而燥,故治湿热郁于心下作痞满(仲景小陷胸汤,诸泻心汤皆用之),女子阴中因湿热生炎溃烂。

## 临证要点

中医外科学论常规治法甚详且备,此证临床所见不多,然临证要点当属有是证用是法,有是证用是方,知犯何逆,用衡通法找出偏差纠正偏差,随证治之可也。

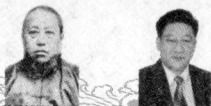

### 释疑解难

**学生江植成：**为什么多形红斑又叫猫眼疮？

**李静：**多形红斑在中医文献中称为猫眼疮，因为它的典型皮损表现就像猫的眼睛一样，正如清代《医宗金鉴·外科心法要诀》所描述的："猫眼疮名取象形，痛痒不常无血脓，光芒闪烁如猫眼，脾经湿热外寒凝。……初起形如猫眼，光彩闪烁，无脓无血，但痛痒不常，久则近胫。"亦有文献根据本病特点称之为雁疮、寒疮等。典型的皮损是圆形或椭圆形水肿性红斑，中心部发生重叠的水疱，形成特殊的彩虹状，极似猫的眼睛，光彩闪烁。皮损小的仅有米粒或绿豆大小，大的可如鸡蛋大小。多数损害发生在手足及四肢远端，有少数可以累及全身皮肤，常呈对称分布。

本病多发生在秋冬季节，每次发作可经历2~3周，甚至数月。发病较急骤，常伴有发热、关节疼痛等全身症状，严重时可伴有高热、头痛、乏力等症，甚至危及生命。诊断猫眼疮当与冻疮相鉴别，二者均于秋冬寒冷季节发病，均以手足及四肢末端多发。但冻疮不会累及黏膜，有瘙痒感，两侧不对称，并有皮色暗红或青紫的斑块。

猫眼疮因多形红斑的皮损形态而得名，形象生动。临床上见到发于肢端、状似猫眼的皮损，均应考虑本病的可能。

# 第二十三节 瓜藤缠

### ！ 师承切要

师承切要者，师承张先生"瓜藤缠"论治之精要，以及自己领悟与运用张先生之学说及临床的心得体会，力求切中要点。张先生之《医学衷中参西录》中无"瓜藤缠"专篇病名，然医方编之治女科方中之"消乳汤"方论，"活络效灵丹"方论，书中治疮科方论中之"内托生肌散"，药物编中之论三七、鸦胆子等及医论医案等论中皆有论及,读者宜细读之,于无字句处读书,触类旁通,用于治疗"瓜藤缠"即现代医学之结节性红斑。

## 《医学衷中参西录》书中原文

**天门冬解**

天冬:味甘微辛,性凉,津液浓厚滑润。其色黄兼白,能入肺以清燥热,故善利痰宁嗽;入胃以消实热,故善生津止渴。津浓液滑之性,能通利二便、流通血脉、畅达经络,虽为滋阴之品,实兼能补益气分。

《神农本草经》谓"天冬主暴风湿偏痹,强骨髓"二语,经后世注解,其理终未透彻。愚尝嚼服天门冬毫无渣滓,尽化津液,且觉兼有人参气味,盖其津浓液滑之中,原含有生生之气,其气夹其浓滑之津液以流行于周身,而痹之偏于半身者可除,周身之骨得其濡养而骨髓可健。且入药者为天冬之根,乃天冬之在内者也。其外生之蔓多有逆刺,若无逆刺者,其皮又必涩而戟手。天冬之物原外刚内柔也,而以之作药则为柔中含刚,是以痹遇其柔中之刚,则不期开而自开,骨得其柔中之刚,不唯健骨且能健髓也。至《名医别录》谓其"保定肺气,益气力,冷而能补"诸语,实亦有以见及此也。

**附录:**

**湖北天门县崔某来函:**

向染咳嗽,百药不效,后每服松脂一钱,凉茶送服,不但咳嗽痊愈,精神比前更强。追读《衷中参西录》药物解,知天冬含有人参性味,外刚内柔,汁浆浓润,遂改服天冬二钱,日2次,今已三年,觉神清气爽,气力倍增,远行不倦,皮肤发润,面上瘢痕全消。

## 释疑解难

**案例辨析:**

**学生余健楚**:我有一朋友,成年累月手脚冰凉,西医查不出问题。舌红紫苔白腻,中医辨证当属湿热为患,我曾与服三仁汤十余剂效不显。辨证既属湿热为患,此证之手脚冰凉似又为寒湿入络。何以服三仁汤效不显?请教老师,此证论治当用何法何方?

**李静:**手脚冰凉者,气血瘀滞经络瘀塞也。湿热瘀阻脉络,中医可从其舌紫苔白腻辨出。临证时,遇此舌脉与证不相符者,当思用兼备法,用馄饨汤法,虽有广络原野之嫌,然有是证用是法,有是证用是方药方可。治法当用张锡纯之活络效灵丹加生薏米、花粉、地龙、蜈蚣,再加山甲、三七、附子、桂枝更为合拍。

**学生余健楚:**此证既辨属湿热,显非风寒,为何会手脚冰凉?用治气血瘀滞之活络效灵丹的理论依据是什么?

**李静:**病久必有瘀。瘀者,气血痰饮凝滞经络也。湿热初犯经络,当不致手脚冰凉若斯之重。此病已久,故必为气血瘀滞经络凝结也。体内湿热瘀结偏重,经络为之凝结,血脉运行不畅,故手脚亦可至冰凉也。湿热为病之因,手脚冰凉为经络瘀滞乃是果。只用清热祛湿是为治其病因,而用疏通经络之法则为治其已成之果。手脚冰凉是体内失衡,其所偏者是湿热瘀塞经络,血行不畅而手脚冰凉。故张锡纯先生治气血瘀滞诸方可为此证指导大法。活络效灵丹药物性平,与生薏米、花粉、地龙、蜈蚣、附子、桂枝、山甲、三七组方名为衡通馄饨通络汤:

当归、丹参、乳香、没药各15克,生薏米30克,花粉、地龙各12克,蜈蚣3条,附子、桂枝、山甲、三七各10克。

此方属寒温通散并用,方中寒热通散药组合,各得其用,各得其所,细读张锡纯先生"活络效灵丹"方论即知。是以此方可称为"衡通馄饨通络汤"也。既为失衡,故需通之散之。找出偏差,纠而正之即为令其衡。此证属于湿热痰饮与气血瘀滞经络,经络瘀久则血脉流通不畅,故至手脚冰凉。方中温通经络之药与凉散湿热之药并用,是为瘀久而设。血得温则行,得寒则凝。只用清热祛湿通络药,治病初之湿热阻滞可,于病久之经络瘀滞则有碍也。

而此证之气血痰饮湿热瘀结经络皆属无形之积结,故现代医学辨病较难,而中医辨证论治亦难。反过来论之,此证若舌淡苔白润,外证为手脚冰凉则辨之易,治之亦不难,寒则温之,滞则通之可也。难在外证为寒滞,辨证为湿热瘀滞。此即张先生论治气血瘀滞肢体疼痛诸方论之可贵之处也。尽信书不如无书,于无字句处读书,触类旁通可。有是证用是法,有是证用是方、用是药之意也。仲景伤寒论少阴病论治之白通加猪胆汁汤方为寒热通补并用之法,厥阴病论治中如乌梅丸更为寒热温补共用,当是为兼备法之鼻祖,馄饨汤之法,经方也。张锡纯治气血瘀滞肢体疼痛诸方是为变通之法。我主用衡通法找出偏差纠而正之之法是为兼备之法,虽有广络原野之嫌,然现代人气血瘀滞每有所偏是现实,复杂的病需用复杂的方法也是事实。偏于湿、偏于热可令气血瘀滞,偏于风、偏于寒亦可令气血瘀滞。清热祛湿法可令气血瘀滞得通,然与经络瘀久之手脚冰凉则有碍,而伍以温通气血经络之药则为湿热得祛,经络得通,且通之散之也速。再论之,若偏于风寒者,祛风散寒法可令气血瘀滞之风得消寒得散,伍以温通气血经络之法则温热药得通则愈之也速,诸多病例可验证此论。是为偏于温热者伍以通结散瘀之药则湿热易通易散,偏于风寒者伍以通结散瘀之药则亦易通易散是也。

# 第二十四节　红蝴蝶疮

## ！师承切要

　　师承切要者,师承张先生"红蝴蝶疮"论治之精要,以及自己领悟与运用张先生之学说及临床的心得体会,力求切中要点。张先生之《医学衷中参西录》中无"红蝴蝶疮"专篇病名,然医方编之治女科方中之"消乳汤"方论,"活络效灵丹"方论,书中治疮科方论中之"内托生肌散",药物编中之论三七、全蝎、蜈蚣、鸦胆子等及医论医案等论中皆有论及,读者宜细读之,于无字句处读书,特别是羚羊角与虫类药的功用,"犀黄丸"论治法,"活络效灵丹"方论,触类旁通,用于治疗"红蝴蝶疮"即现代医学之红斑狼疮。

## 《医学衷中参西录》书中原文

羚羊角与犀角,皆性凉而解毒。然犀禀水土之精气而生,为其禀土之精,故能入胃,以消胃腑之实热。为其禀水之精,故又能以水胜火兼入心中,以消心脏本体之热力。而疫邪之未深入者,转因服犀角后,心气虚冷,不能捍御外邪,致疫邪之恣横,竟犯君主之宫,此至紧要之关系,医者不可不知。羚羊角善清肝胆之火,兼清胃腑之热。其角中天生木胎,性本条达,清凉之中,大具发表之力。与石膏之辛凉,荷叶、连翘之清轻升浮者并用,大能透发温疫斑疹之毒火郁热,而头面肿处之毒火郁热,亦莫不透发消除也。

## 释疑解难

此病在整个发病过程中,热毒炽盛之证可相继或反复出现,甚或表现为热毒内陷,热盛动风。本病病情常虚实互见,变化多端。此论是为此病难治之因也。既知其热毒炽盛之证可相继或反复出现,甚或表现为热毒内陷,热盛动风。虚实互见,变化多端,且有转为癌症之可能,当知只用对证治之之法之局限也!

张锡纯先生《医学衷中参西录》医方编中之犀黄丸论虽为论治肺痈之法,然其法触类旁通之,同样可用于红斑狼疮,即兼数法而行之兼备法也。而治气血瘀滞肢体疼痛方中之活络效灵丹方论为腿疼加牛膝;臂疼加连翘;妇女瘀血腹疼,加生桃仁(带皮尖作散服炒用)、生五灵脂。疮红肿属阳者,加金银花、知母、连翘;白硬属阴者,加肉桂、鹿角胶(若恐其伪可代以鹿角霜);疮破后生肌不速者,加生黄芪、知母(但加黄芪恐失于热)、甘草。脏腑内痈,加三七(研细冲服)、牛蒡子。盘状红蝴蝶疮多属邪毒在经络,系统性红蝴蝶疮多属毒邪在脏腑。故治需师用犀黄丸之意,而用活络效灵丹之法。此即于无字句处读书,触类旁通是也。

近治一吕姓女孩,年12岁,盘状红斑狼疮2年,先于面左出现红斑,后面部及头皮发红,头发脱落,一直在用激素控制病情。视其舌紫,舌尖有细小红斑点隐于舌面,舌苔白舌根部滑腻,脉弦紧且数。目前服强的松每日一片,故现此舌脉。现在身体背部及四肢出现豆粒大之红斑。此病西医辨病为红斑狼疮,服用激素非治本之法。而中医辨证属阴虚血瘀风痰湿燥积结,治需滋养阴血、活血化瘀、消风润燥、祛湿化痰之法并用之,而女孩又惧服中药,故用生地、玄参以滋养阴血,羚羊角、知母以凉血清热,桑叶、桑葚子以润燥养肝,忍冬藤、白茅根以消风通络,黄芪、桑寄生补益肝肾之气,丹参、蝉蜕活血消风。名为衡通养血消风汤:

生地、玄参各 18 克,羚羊角 3 克,知母 12 克,桑叶、桑葚子各 18 克,忍冬藤 18 克,白茅根 30 克,黄芪 10 克,桑寄生 30 克,丹参 12 克,蝉蜕 6 克。7 剂。

服药七剂,家长诉女孩不愿服药,家长自认为服强的松每日一片即可,不愿服中药也。

而此病红斑狼疮热毒炽盛之证可相继或反复出现,虚实互见,变化多端。治病用药宜与病机息息相符,故当用衡通法之兼备法,找出偏差,纠正偏差。用张先生之以对证之药一二味以攻病,攻病之药则犀角地黄汤合黄连解毒汤加减是也,则犀角当为主药。然犀角难得,药无难代之品,故用羚羊角为君药,细读张先生论羚羊角与犀角即知。伍以可代犀角之品,则紫草、大青叶、升麻。是为用羚羊角与紫草、大青叶、升麻以攻病,合用生石膏、白茅根、金银花、玄参为臣,清热凉血、化斑解毒以清其火,则是为衡通清毒汤矣。体实之火可用衡通汤疏通气血。羚羊角、紫草、大青叶、升麻合黄连解毒汤,则是为衡通解毒汤之意也。而此清毒汤、解毒汤亦需用滋阴降火之类药以滋阴养其血,是为滋阴以清火之法也。若阴虚火旺证用衡通理阴汤,衡通汤疏通气血是为动药,用六味地黄丸合大补阴丸、清骨散之意以滋阴降火是为攻病之药,得大队滋阴之药则气血宜疏通自易恢复平衡。脾肾阳虚证治法方药用附桂为主药以助其阳是为攻病,八味丸合真武汤加减为温肾壮阳,健脾利水,佐以衡通汤疏通气血则脾肾得气血疏通则易健,则是为衡通温通汤、衡通回阳汤是也。脾虚肝旺证治法方药用四君子汤合丹栀逍遥

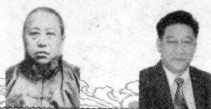

散加减虽为健脾清肝以攻病,然此二方偏于气分之药,故莫若用衡通益气汤,方中四逆散疏肝理气,桃红四物汤活血养血,参芪以益气,萸肉、山药以补肝健脾。然则诸法皆属衡通法是也!

# 第二十五节 淋病

## ！ 师承切要

　　师承切要者,师承张先生"淋病"论治之精要,以及自己领悟与运用张先生之学说及临床的心得体会,力求切中要点。张先生之《医学衷中参西录》中治淋浊诸方,医方编之治气血瘀滞肢体疼痛方中之"活络效灵丹"方论,书中治疮科方论中之"内托生肌散",药物编之论三七、鸦胆子等及医论医案等论中皆有论及,读者宜细读之,于无字句处读书,特别是"毒淋汤"等方论,触类旁通,用于治疗"淋病",即相当于现代医学之淋球菌尿道炎、非淋病性尿道炎。

### 《医学衷中参西录》书中原文

#### 毒淋汤

　　治花柳毒淋,疼痛异常,或兼白浊,或兼溺血。

　　金银花六钱、海金沙三钱、石韦二钱、牛蒡子二钱(炒捣)、甘草梢二钱、生杭芍三钱、三七二钱(捣细)、鸦胆子三十粒(去皮)。

　　上药八味,先将三七末、鸦胆子仁用开水送服,再服余药所煎之汤。

　　此证若兼受风者,可加防风二三钱。若服药数剂后,其疼瘥减,而白浊不除,或更遗精者,可去三七、鸦胆子,加生龙骨、生牡蛎各五钱。鸦胆子味至苦,而又善化瘀解毒清热,其能消毒菌之力,全在于此。又以三七之解毒化腐生肌者佐之,以加于寻常治淋药中,是以治此种毒淋,更胜于西药也。

　　或问:草薢,世医多用以治淋,夫淋以通利为主,盖取草薢能利小便也。此方中用之以固小便,其性果固小便乎,抑利小便乎? 答曰:草薢为固涩下焦之要药,其能治失溺,《名医别录》原有明文。时医因古方有萆薢分清饮,遂误认萆薢为利小便之要药,而于小便不利、淋涩诸证多用之。尝见有以利小便,而小便转癃闭者,以治淋证,竟致小便滴沥不通者,其误人可胜道哉!盖萆薢分清饮之萆薢,原治小便频数,溺出旋白如油,乃下焦虚寒,气化不固之证,观其佐以缩小便之益智,温下焦之乌药,其用意可知。特当日命名时,少欠斟酌,遂致庸俗医辈,错有会心,贻害无穷,可不慎哉!

## 临证要点

现代医学对于此淋病与非淋病性尿道炎可采用检验法,淋病可检出其为淋病双球菌,采用抗生素治之即效。又可验出非淋病性尿道炎是为衣原体、支原体感染,并认定淋病与非淋病性尿道炎均有直接传染与间接传染,并定为性传播疾病是为其长。而其于非淋病之支原体则有效有不效,因其仍用抗生素是也。既属病原体,而即非细菌之感染,仍用抗生素者,故只能起抑制之效,临证见到许多支原体感染之非淋病性尿道炎、宫颈炎症患者,反复感染久治不愈,或愈而复发者。此即现代医学之短处。中西结合是为最佳之方法,无数案例验证了此中道理。而且西医理论有久病不愈之慢性非淋病性尿道炎可导致尿道狭窄,即属中医之血瘀络脉也。而且非淋病性衣原体、支原体皆属病原体,然仍然用抗生素者大多可愈之理是抗生素可抑制之,转为慢性者多为反复发作,或用药疗程不够者。国人素质如此,治疗症状消失即不再去检验之,故每有复发的可能。而且抗生素的应用有做药物敏感试验的必要,临证见许多病人药物敏感试验大多抗生素均耐药即是此理,屡用之即易产生耐药性故也。积重难返,病人多认为服用西药方便快捷,直至服用西药久治不愈方思求诊于中医,而此时气血瘀滞已成,中药愈之也缓。非病初之活血解毒可治之也。

故临证需详细询问其病史与治疗经过,再用中医之整体出发,辨证论治之法,找出其所偏,而用衡通法以纠偏求衡是为要点。

### 释疑解难

张锡纯先生书中所论诸淋方可为变通用法。知其常方能明其变。而现代中医面临的多为服用西药效不佳或愈后复发之病例，而且现代人之体质气血瘀滞者越来越多。故衡通法当是兼备法，衡通汤可为基本方。舌红紫苔薄黄或薄白而干燥为偏热之热淋、血淋，用衡通清毒汤；舌红紫舌尖有红紫斑点，苔黄腻或白腻者属湿热并重，则石淋可有之，膏淋可有之，热淋更可有之。用衡通解毒汤、衡通散毒汤、衡通湿毒汤法。用张先生用对证之药一二味以攻病，再用衡通汤疏通气血，则其所偏之瘀滞自散，病自愈之。气淋与劳淋多属慢性淋病，气血瘀滞导致体内有所偏差，更需用衡通之法。气滞者可疏散之，气虚者加用益气之药，此即张锡纯先生永立不败之地之法也！

淋病与现代之非淋病性尿道炎，西医的区别在于淋病是细菌，而非淋病则属病原体。然二者皆有传染性，即相当于中医之花柳毒淋。故张锡纯先生之论可师可法。张先生曰："用鸦胆子善化瘀解毒清热，其能消毒菌之力，全在于此。又以三七之解毒化腐生肌者佐之，以加于寻常治淋药中，是以治此种毒淋，更胜于西药也。"于无字句处读书，触类旁通，则需明白鸦胆子可治毒热，故可用于淋病、非淋病之毒热重者。用此药的指征是验舌，凡舌红紫赤，舌尖有红紫斑点高出舌面，舌苔黄腻或白腻者即属可用之征。若舌淡或舌光无苔者则非所宜，因其于胃有刺激故也！

因此，中医辨证论治即可，不必拘于西医辨病名，有是证用是法，有是证用是方药即可。有毒热则鸦胆子可攻其毒，体虚夹瘀之毒则需重用三七化瘀托毒外出。久病气血瘀滞者用衡通汤疏通气血，偏热者伍以羚羊角、白茅根是为衡通清毒汤。偏阴虚者合用滋阴之品，则玄参、知母重用之。偏湿毒重者，则滑石、土茯苓重用之。气虚者加用益气之品，则为参、芪。而疏通气血需始终贯穿之。

**案例辨析：**

《医学衷中参西录》书中验案

一人年四十余,得溺血证,自用当归一两酒煮饮之而愈。后病又反复,再用原方不效,求为延医,愚俾单用去皮鸦胆子五十粒,冰糖化水送下而愈。后其病又反复,再服鸦胆子方两次无效,仍用酒煮当归饮之而愈。夫人犹其人,证犹其证,从前治愈之方,后用之有效有不效者,或因血证之前后凉热不同也,然即此亦可知当归之能止下血矣。

**学生江植成**：淋病与非淋病性尿道炎为西医病名,与中医之淋病大有区别。老师的经验是用西医辨病,中医辨病又再辨证论治。亲见老师治疗许多经西医长期治疗反复发作的非淋病性尿道炎,老师多用中医辨证论治,每用衡通诸方愈之。对西医能检验出结果阳性的支原体,即非淋病性尿道炎,老师常用衡通诸方疏通气血,结合西药大观霉素、利福平等治之,让久病不愈之病得以速愈。请问老师临诊多年,治好的病例固然为多,有没有治不好的此类病例?请老师讲述之,以广学生见闻。

**李静**：张锡纯先生之衷中参西,以中为主,用西药治标、中药治本之论用于现代,此实即为中西结合,用西医辨病,用西医法检测,用西药治标,中医辨证论治以治本,中西结合之长处也!现代人病每先求治于西医,检验出结果,治之不效或效而反复发作者方求诊于中医,现代中医不得不面对现代西医检测辨病之结果,而且不得不面对愈病与否还需经过西医检验辨病。如果只认为症状消除了,病人说我去医院化验,支原体还是阳性,白细胞还是偏高,病还是未好啊。如遇纯中医者当如何应对之?故中医当明白,西医既能检测出病因,即证明病人体内失去平衡,必出现偏差。故需用中医整体观念,辨证论治,找出偏差纠正偏差。体内恢复平衡了,自然各项检测即会恢复正常。如果一概运用西医检测,用西医模式化来用中药,则又失去了中医之精髓。西医辨病为细菌性淋病,西医用抗生素,中医也用清热解毒类药来消炎,用于急证之湿热毒结未尝不可,张锡纯先生之毒淋汤甚为对证。西医检测出是病原体如支原体,即非淋病性尿道炎,西医也是用抗生素对症治疗,中医辨证治疗并非十分容易。尤其是屡屡发作之支原体尿道炎。西医理论尚且认为慢性淋病、非淋病尿道炎屡屡发作久治不愈会形成尿道狭窄，则换成中医术语便当是气血瘀滞是也。而中医临证往往遇到的是此类病证。故疏通气血、化瘀散结解毒、托毒外出之衡通解毒汤、衡通散毒汤、衡通清毒汤、衡通扫毒汤、衡通托毒汤、衡通益气汤诸法就显得十分重要。

　　中医之淋病有称为五淋的，有称为六淋的。血淋实际上多包括在热淋之中，因出血症状特殊，故分为六淋未尝不可。现代医学分之更细，故需结合现代医学辨病之检测手段，检测为细菌者，大多为热淋、血淋、石淋、膏淋，而在气淋、劳淋病之发作期，同样亦可检出。而西医之抗生素治细菌有效，治病原体则有效有不效。治气淋、劳淋之反复发作则几乎无效。即西医对于能检出病因者则用针对性的药物治疗之，不能检测出病因者则无能为力也。气淋者，少腹坠胀，尿出不畅，或尿有余沥；此类病证虽有淋病症状，但检验不一定能检测出细菌。顾名思义，气淋者，气滞则气化郁滞，淋病作矣。西医理论无气滞之说，故也就没有能治气所致淋病的药，如有则也是中药。小便淋沥不尽，遇劳即发者为劳淋。顾名思义，劳淋是因劳而作。然临证需多问一个为什么，即气淋为何发病，劳淋为何遇劳即发。一句话，体内气血失衡，出现偏差而已。西医理论不能验出贫气，则气虚、气滞、气郁、气结、气散、气脱、气陷则更无从验出。然气行则血行，气滞则血滞。气血瘀滞则气化功能不畅而诸证出也。

　　至于有无治不好的此类病例，回答是有，而且还不在少数。

　　1997年曾治一例朱姓女典型病例，曾在南京性病研究所确诊为非淋病性尿道炎，用西药即可治愈，然五年来经常发作来诊。视其体质较差，舌紫淡暗，苔薄白，脉弱无力。细询知其每次发作均在过劳之后，每于打麻将持续一天一夜即会发作，现在去医院查，支原体为弱阳性，然发作时尿道灼热疼，尿淋漓不净，全身乏力。中医辨证当属劳淋。告知此病仍有传染性，劝其夫妻同治。其说一直是夫妻同治，但一直未能治愈。并问西药治此病最效之药是何药？答之曰是大观霉素。其说在南京性病研究所数次诊断用药也是此药，开始注射三日症状即消失，后至注射一周一般可症状消失，但仍遇劳则发。告知此为劳淋,体虚故也。非中医药为主,将体内所偏纠正之不可。其答试服用一周吧,但不一定能服得下中药。与其处以衡通益气散结汤加减。一周后患者来,说她服不下,让她先生服下去了,先生说服后有效,让再与其七剂,并让其注射大观霉素。此后每年发作三五次或五六次不等,每次均要求注射大观霉素。一直到2001年我离开家乡来深圳之数年均是如此,故知其没有治愈。此即是"病家十要"中不肯服药之病人,其病为劳淋。体既已虚且气血瘀滞越来越重,此从其述开始注射大观霉素三日即愈,后来发展至每次需注射一周方能愈。后又发展至每天需注射两支三日始能愈,后又发展至每日两支需注射一周始能愈也。此理即西药之特效药也有耐药性,而且导致体内气血瘀滞是必然之理。西药既不能治气血瘀滞,气血瘀滞又导致体虚愈甚,体愈虚则愈易发病是也。然其既不服中药何以能愈病乎?

　　至于慢性淋病之非淋病性尿道炎,所遇更多,治疗数年,花费数万元的大有人在。其既已形成尿道狭窄,则中医辨证是气淋、劳淋成也。而往往急性发作时又合并有热淋症状,中医辨证则为气血瘀滞偏热的,有偏湿热并重的,而且有气阴两虚偏火夹瘀的,而经验认为此类病证最为难治。只用清热解毒反伤其阴,令气血更加瘀滞。而需用滋阴益气养血、活血化瘀解毒之兼备法,故又为论持久战法也。先治其阴虚气血瘀滞之体,得以纠正后再用解毒法。而此类证治则需费时日,病家信服中医者,假以时日,以中医治本,结合西医治标,愈者也多。而对于病家多不耐服用中药,屡屡更医者,终不能愈而成痼疾者屡屡见之也!

# 第二十六节　梅毒

## ！师承切要

　　师承切要者,师承张先生"梅毒"论治之精要,以及自己领悟与运用张先生之学说及临床的心得体会,力求切中要点。张先生之《医学衷中参西录》中之"洗髓丹"即为治"梅毒",医方编之治淋浊诸方,女科方中之"消乳汤"方论,"活络效灵丹"方论,书中治疮科方论中之"内托生肌散",药物编中之论三七、鸦胆子等及医论医案等论中皆有论及,读者宜细读之,于无字句处读书,触类旁通,用于治疗梅毒。

## 《医学衷中参西录》书中原文

### 洗髓丹

治杨梅疮毒蔓延周身,或上至顶,或下至足,或深入骨髓,无论陈、新、轻、剧,服之皆有奇效。三四日间疮痂即脱落。

净轻粉二钱(炒至光色减去三分之二,研细,盖此药炒之则烈性少缓,若炒之过度,又恐无力,火候宜中,用其大片即净轻粉),净红粉一钱(研细,须多带紫黑片者用之,方有效验),露蜂房(如拳大者一个,大者可用一半,小者可用两个,炮至半黑半黄色,研细,炮时须用物按之着锅),核桃十个(去皮捣碎,炮至半黑半黄色,研细,纸包数层,压去其油,盖油多即不好为丸用)。

上诸药用熟枣肉为丸,黄豆粒大,晒干,分三次服之。服时,须清晨空心开水送下,至午后方可饮食,忌腥半月。服后,口含柳棍,有痰涎即吐出,愈多吐愈好。睡时将柳棍横含,两端各系一绳,两绳之端结于脑后,防睡着掉落。又须将柳棍勤换,即将药服完仍须如此,必待不吐痰涎时,方可不含柳棍。其药日服一次,若恶心太甚者,可间日一服。制此药时,须自经手,将轻粉、红粉称极准,其秤当以库秤为定法,轻粉须称准后再炒。

此方,人多有疑其服之断生育者,非也。轻粉虽烈,炒之则烈性顿减,红粉虽性近轻粉而止用一钱,且分作三日服之,又有枣肉之甘缓以解毒,核桃仁多用至十枚,峻补肾经以防患,配合得宜,服之自有益无害。

轻粉系水银同矾石升炼而成,红粉亦系水银同矾石、硝石诸药升炼而成,其质本重坠,故能深入,其成于升炼,故能飞扬。是以内浃骨髓,中通脏腑,外达皮肤,善控周身之毒涎,借径于阳明经络,自齿龈(上龈属足阳明下龈属手阳明)而出也。蜂房，能引人身之毒涎透出口齿，且有以毒攻毒之妙用，为轻粉、红粉之佐使。毒涎之出者愈多，即内毒之消者愈速矣。核桃仁润而多脂，性能补骨益髓可知。且又善解疥癣之毒，其能解他疮之毒亦可知。加于此药之中，补正兼以逐邪，毒之深入骨髓者亦不难消除矣。至于丸以枣肉，取其甘缓之性，能缓二粉之猛悍，又能补助肠胃使不为毒药所伤也。服药之后，其牙龈必肿，间有烂者，因毒涎皆从此出故也。然内毒既清，外证不治自愈，或用甘草、硼砂、金银花熬水漱之亦可。

蜂房有三种：有黄色大蜂其房上下恒作数层，其毒甚大不宜用。曾见有以之煎水漱牙疼者，其牙龈遂皆溃烂脱牙十余枚。有黄色小蜂其房甚小，房孔仅如绿豆，虽无大毒而力微，又不堪用。唯其蜂黄而兼红，大近寸许，恒在人家屋中垒房，俗呼为马蜂，其房入药最宜。然其房在树上者甚少，若无在树上之露蜂房，在屋中者亦可用，特稍宜加重耳。

## 释疑解难

### 《医学衷中参西录》书中验案

奉天一幼童，有遗传性梅毒，年六岁不能行，遍身起疮若小疖，愈而复发，在大连东人医院住近一年不愈。后来院求治，其身体羸弱，饮食甚少，先用药理其脾胃，俾能饮食。渐加以解毒之药，若金银花、连翘、天花粉诸品，身体渐壮，疮所发者亦渐少，然毒之根蒂仍未除也。遂将洗髓丹五分许研细(将制成丸药复研末者因孺子不能服丸药也)，开水调服，三日服一次，仍每日服汤药一剂。后将洗髓丹服至十次，疮已不发。继又服汤药月余，兼用滋阴补肾之品，每剂中有核桃仁三个，取其能健骨也(食酸齿者嚼核桃仁立愈是能健骨之明征)，从此遂能步履行动如常童矣。观此二案，则洗髓丹奇异之功效，诚可于解梅毒药中首屈一指。且凡解梅毒药，无论或注射、或服药，愈后又恒肢体作疼，以其能清血中之毒，不能清骨中之毒，是以愈后其骨节犹疼也。因其骨中犹含有毒性，恒迟至日久而复发，或迟至十余年而复发者，若再投以此丹，则骨疼立愈，且以后永不反复，此又愚屡经试验而确知其然者也。

一人患梅毒，在东人医院治疗二十余日，头面肿大，下体溃烂，周身壮热，谵语不省人事，东人谓毒已走丹不可治。其友人孙某，邀愚往东人院中为诊视。疑其证夹杂温病，遂用生石膏细末半斤，煮水一大瓶，伪作葡萄酒携之至其院中，托言探友，盖不欲东人知为疗治也。及入视病患，其头面肿而且红，诊其脉洪而实，知系夹杂温病无疑，嘱将石膏水徐徐温服。翌日，又往视，其头面红肿见退，脉之洪实亦减半，而较前加数，仍然昏愦谵语，分毫不省人事。所饮石膏之水尚余一半，俾自购潞党参五钱，煎汤兑所余之石膏水饮之。翌日，又往视之，则人事大清，脉亦和平。病患遂决意出彼院来院中调治，后十余日其梅毒亦愈。此证用潞党参者，取其性平不热也。

**李静按**：梅毒临证所见，一期梅毒，用西药治疗，重者伍以中药，重用土茯苓、鸦胆子、三七尚属可愈之证。然遇重证者，则回天无力矣！所遇重证患者均属西医治疗者，曾遇数例较重病例，西医辨病为梅毒，所见患者仍在长期注射青霉素，但其龟头已溃至一大半，殊为可惜。一例为当地工人，至大医院求治可以报销，但只给以青霉素注射，数月后来求治，其阴茎已溃烂一半，询问其为何不早早认真医治，只用青霉素有病重药轻之嫌也。其答曰，在大医院治疗可以报销，但大医院只给用此类药，今听人介绍说你处可治此病，还需回去问一下单位能否报销再来医治。告知其现在治已晚矣，现在已经溃烂若斯之重，尚在等待报销方可论治，此即为"病家十要"中之惜金钱类者，病致如此之重，尚且每天注射一支青霉素以图治之，试问如何能将已溃烂近半之阴茎恢复原状乎？另一位是福建出差之病人，出差带有青霉素，到何地均找当地医生注射之。视其阴茎亦已溃烂一半以上，但患者仍相信青霉素可治愈，岂不悲乎！怜乎！

# 第二十七节 尖锐湿疣

## ！ 师承切要

师承切要者，师承张先生"尖锐湿疣"论治之精要，以及自己领悟与运用张先生之学说及临床的心得体会，力求切中要点。张先生之《医学衷中参西录》中无"尖锐湿疣"专篇病名,然医方编之治女科方中之"消乳汤"方论,"活络效灵丹"方论,书中治疮科方论中之"内托生肌散",药物编中之论三七、生内金、鸭蛋子等及医论医案等论中皆有论及,读者宜细读之,于无字句处读书,以张先生之论三七、鸦胆子的特异功用,触类旁通,用于治疗"尖锐湿疣"。

## 《医学衷中参西录》书中原文

### 三七解

三七:味苦微甘,性平(诸家多言性温,然单服其末数钱,未有觉温者)。善化瘀血,又善止血妄行,为吐衄要药。病愈后不至瘀血留于经络证变虚劳(凡用药强止其血者,恒至血瘀经络成血痹虚劳)。兼治二便下血,女子血崩,痢疾下血鲜红(宜与鸦胆子并用)久不愈,肠中腐烂,浸成溃疡,所下之痢色紫腥臭,杂以脂膜,此乃肠烂欲穿(三七能化腐生新,是以治之)。为其善化瘀血,故又善治女子癥瘕,月事不通,化瘀血而不伤新血,允为理血妙品。外用善治金疮,以其末敷伤口,立能血止疼愈。若跌打损伤,内连脏腑经络作疼痛者,外敷、内服奏效尤捷,疮疡初起肿疼者,敷之可消(当与大黄末等分,醋调敷)。

### 释疑解难

**学生江植成**:尖锐湿疣目前多用外治法为主,内治法多为抗病毒药,屡见有多次激光手术后仍有复发者。老师治此证往往胸有成竹,每主张先治内,后治外,每收佳效。请老师讲述此病论治精要为盼!

**李静**:现代医学辨病名为尖锐湿疣,属病毒致病。西医对症治疗,一概应用干扰素类药治之,病毒往往复发者为何?瘀滞不得出故也!为何不得出呢?抗病毒类药名为杀灭病毒,为何不能杀灭之?此即西医理论之短也!病毒之进入人体内,必为人体内有偏差也,找出偏差,纠正偏差,方能恢复平衡。病毒既能进入体内即是体内出现偏差,纠正偏差即是将病邪逐出体外。然而西医药之针对病毒是只治其然,而不能治其所以然故也,实则是闭门

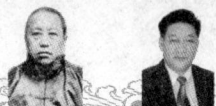

逐寇法,故病邪反不得出,更有只用外治法者,何能不复发呢?而中医之整体出发、辨证论治之衡通法是开门逐盗之法也!中医认为本病主要为湿毒下注,治法为利湿化浊,清热解毒。方用化毒汤酌加黄柏、土茯苓、大青叶法是为常法,苔黄腻、脉滑或弦数者用之可。而临证所见病人多为经西医法所治者,湿热未祛而气血瘀滞已成,治用化瘀解毒与疏通气血之衡通清毒汤、解毒汤,毒重者用衡通散毒汤,毒瘀重者用衡通化毒汤。体虚者用衡通托毒汤法,有是病用是法,有是证用是方、用是药。既知其为气血瘀滞毒不得出,故当用衡通汤疏通气血,视其所偏,用对证之药以攻病,则毒邪易散易出是也。

一病有一病之主方,一方有一方之主药。辨证偏热毒,舌红紫苔黄者,羚羊角、鸦胆子是为主药,衡通清毒汤加减;偏湿毒,舌紫苔白腻厚者,土茯苓、鸦胆子为主药,衡通湿毒汤加减;湿热并重者,舌红紫,舌尖有红紫斑点高出舌面,苔白腻或黄腻,金银花、滑石、鸦胆子为主药,是为衡通解毒汤加减;舌红紫苔薄光属阴虚偏热,金银花、玄参需重用,鸦胆子量宜小或不用,是为衡通理阴化毒汤加减。舌紫苔薄白者属气滞血瘀,山甲、三七、生内金化瘀散毒为主药,佐以鸦胆子,衡通汤加生内金、鸦胆子是为衡通化毒汤加减。舌淡紫苔薄属气滞血瘀偏于气虚,三七、生内金、黄芪为主药,鸦胆子不可用,衡通益气汤加生内金即可益气化毒托之外出。

**案例辨析一:**

徐姓男,年28岁。体颇壮实,患尖锐湿疣数月,经医用干扰素注射,激光手术两次,仍有复发来诊。视其舌紫红赤,舌尖红紫斑点高出舌面,舌苔白腻厚,脉弦滑。局部之湿疣虽多但不大,辨证属气滞血瘀湿热并重,处以衡通解毒汤重加滑石、土茯苓、鸦胆子。连服二十剂,尖锐湿疣自消,视其舌紫苔腻均减,与服衡通解毒汤十剂以消除余邪。

**案例辨析二:**

张姓男,年32岁。尖锐湿疣数月,因恐惧激光手术,来询能否不用手术之法。视其舌紫暗淡,苔白腻滑,脉弦滞,辨证属气滞血瘀偏湿,告知需治其内之瘀积之风湿瘀毒,气通血顺之后,疣体不再发展时,可用外用药水涂之,与服衡通湿毒汤重加皂角刺二十剂,疣体有萎缩之象,外用祛疣灵(市售)涂数次即消,后服衡通散十日,观察数月未再发作。

## 案例辨析三:

黄姓男,年36岁,出外打工,患尖锐湿疣,诉已注射干扰素两月余,用过激光,消失后不一月又发。视其舌淡暗紫苔薄,脉弦。辨证属于气血瘀滞偏于气虚。患者诉经济状况不佳,无力再承受注射干扰素,且又不便服煎药,故处以衡通理冲散,重用生内金、三七,处方衡通散日服20克,生内金、三七各服10克,服两周疣体即缩小,服至二十天全消。

## 案例辨析四:

郑姓女,自述病此尖锐湿疣两年余,反复发作,屡经医治仍然如此。视其舌红紫,苔薄光,辨证属阴虚毒结。与服衡通理阴化毒汤,重用玄参、生内金、山甲、三七。衡通理阴化毒汤:

当归、川芎、桃仁、红花、赤芍、柴胡、川牛膝、枳壳、桔梗、炙甘草、炮山甲、三七粉(药汁送服下)各10克,人参、黄芪各12克,山萸肉、生山药各30克。生地、玄参各30克,生内金24克。

服此汤剂两周,阴虚偏热得以纠正,与服理阴散二十日愈。

**学生江植成**:每见老师有只服药而令疣消散者,有只服鸦胆子消之的,有只服三七一味消之的,又有服生内金、三七消之的,还有需服山甲、生内金、三七消之的,此中道理何在?

**李静**:此即师承张锡纯先生用对证之药一二味以攻病之理也!初病验舌苔,久病验舌质。舌质红紫,舌尖有红紫斑点是为瘀热毒积,鸦胆子当为主药,伍以三七化瘀即可。舌淡紫苔薄白属气滞血瘀毒积,用三七为主药,伍以山甲无处不到,则毒瘀可散矣。气血瘀滞体虚者,用三七一味即可托毒

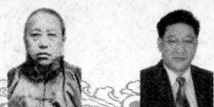

外出，毒出瘀散疣自消之。舌红紫苔薄光者属阴虚瘀火毒结，生内金滋阴化毒，伍以三七化瘀散瘀，阴虚瘀火消，疣亦可散。体不甚虚之毒结，山甲、生内金、三七是为理冲散，化瘀消癥，疣自可消之是也。有毒需攻需散，有瘀需化需通，阴虚需滋阴清热化瘀散毒，气血瘀滞偏虚之毒结重用三七即可托毒外出，此即衡通法，衡而需通，通而衡之之法。张锡纯先生书中论之甚详，书读十遍，其义自见。于无字句处读书，无非是张先生未说明其法皆属衡通法，然触类旁通，找出偏差纠而正之，用对证之药一二味以攻病，用衡通汤疏通气血，气通血顺，自易恢复平衡则病除是也！

# 第二章 肛门直肠疾病

## 第一节 痔

### ！师承切要

师承切要者,师承张先生"痔"论治之精要,以及自己领悟与运用张先生之学说及临床的心得体会,力求切中要点。张先生之《医学衷中参西录》中治女科方之"消乳汤"方论,"活络效灵丹"、"大黄扫毒汤"方论,书中治疮科方论中之"内托生肌散",药物编中之论山甲、生石膏、三七、鸦胆子等及医论医案等论中皆有论及,读者宜细读之,于无字句处读书,明白鸦胆子既可治肠炎毒痢,即可触类旁通,用于治疗痔疮即现代医学之肛门痔。

### 《医学衷中参西录》书中原文

**石膏解**

石膏之质原为硫氧氢钙化合而成,其性凉而能散,有透表解肌之力,为清阳明胃腑实热之圣药,无论内伤、外感用之皆效,即他脏腑有实热者用之亦效。《神农本草经》原谓其微寒,其寒凉之力远逊于黄连、龙胆草、知母、黄柏等药,而其退热之功效则远过于诸药。《神农本草经》谓其微寒,则性非大寒可知。且谓其宜于产乳,其性尤纯良可知。

穷极石膏之功用,恒有令人获意外之效者。曾治奉天马姓叟,年近六

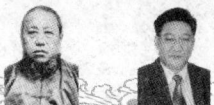

旬,患痔疮,三十余年不愈。后因伤寒证,热入阳明之府,投以大剂白虎汤数剂,其病遂愈,痔疮竟由此除根。

## 鸦胆子解

鸦胆子:俗名鸭蛋子,即苦参所结之子。味极苦,性凉。为凉血解毒之要药,善治热性赤痢(赤痢间有凉者),二便因热下血,最能清血分之热及肠中之热,防腐生肌,诚有奇效。愚生平用此药治愈至险之赤痢不胜纪,用时去皮,每服二十五粒,极多至五十粒,白糖水送下。

鸦胆子味甚苦,服时若嚼破,即不能下咽。若去皮时破者,亦不宜服。恐服后若下行不速,或作恶心呕吐。故方书用此药,恒以龙眼肉包之,一颗龙眼肉包七数,以七七之数为剂。然病重身强者,犹可多服,常以八八之粒为剂。然亦不必甚拘。

鸦胆子连皮捣细,醋调,敷疗毒甚效,立能止疼。其仁捣如泥,可以点痣。拙拟毒淋汤又尝重用之,以治花柳毒淋。其化瘀解毒之力如此,治痢所以有奇效也。

## 案例辨析:

肖姓女,年43岁。患内外混合痔年余来诊,主诉近月来肛门外痔大如弹子,疼痛加重,活动受限,自服消炎药不效。视其舌紫暗,舌尖有红紫斑,苔薄白,脉弦。辨证属气滞血瘀毒热瘀结,与服鸦胆子胶囊,鸦胆子每日服至60粒,三七末每日服10克,三日即效,疼痛大减,减量又服三日,疼痛止,服至两周全消。

**学生曾泽林**:此例病人亲见老师于谈笑中令其服鸦胆子,装入空心胶囊内,并说服后大便解出如柏油状油脂即为毒化瘀消,始令日服60粒分三次服下,三日收效后减量服之。患者惊其效之速,果如老师所述解如柏油样便,始信老师所说自患外痔日服90粒鸦胆子一日肿消疼痛止,三日如鸽蛋大之外痔速愈之效。由此益信老师论中所述鸦胆子之异功。张锡纯先生书中论其为凉血解毒之要药,善治热性赤痢(赤痢间有凉者),二便因热下血,最能清血分之热及肠中之热,防腐生肌,诚有奇效。治花柳毒淋,外用鸦胆子连皮捣细,醋调,敷疗毒甚效,立能止疼。其仁捣如泥,可以点痣。而老师于无字句处读书,触类旁通,用鸦胆子治肿瘤癌症、内外痔疮、诸般湿热毒瘀之疮疡、粉刺、肥胖病、便秘、肠炎等。是谓将张锡纯先生之学说发扬光大,发前人所未发,是为继承发扬光大之举也!

**李静**:痔疮,中医西医均有手术开刀之法,而且中西医也均有内治之法。而西医内治是用消炎药,中医是用清热解毒、活血化瘀之法。并且有许多单方、验方,药简效宏。中医还有中药外用泡洗之方法治外痔,可谓简便有效。相对来说还有中西结合,治内痔用中西药组成注射制剂来治内痔的,此即中西医结合之良好范例。

而从内治来说,西医用消炎药则不如中医之清热解毒、活血化瘀之法。曾有许多病人询问痔疮手术能否根治不再复发,答之曰不能。因为导致痔疮形成之病因非手术开刀所能解决的。又问内服药能否根治,回答也是不能完全保证。因为痔疮虽然表现在局部,然而实质是体内失衡而致气血瘀滞。人体如果失去平衡,其最薄弱之处便是最易致病之处。如果体内一直能保持平衡,则病不至生也。

# 第二节 肛隐窝炎

## ！师承切要

师承切要者,师承张先生"肛隐窝炎"论治之精要,以及自己领悟与运用张先生之学说及临床的心得体会,力求切中要点。张先生之《医学衷中参西录》中治女科方之"消乳汤"方论,"活络效灵丹"方论、"大黄扫毒汤"方论,书中治疮科方论中之"内托生肌散",药物编中之论山甲、生石膏、三七、鸦胆子等及医论医案等论中皆有论及,读者宜细读之,于无字句处读书,触类旁通,用于治疗现代医学之肛窦、肛门部的急慢性炎症性疾病。

🌿 **《医学衷中参西录》书中原文**

《神农本草经》谓石膏治金疮,是外用以止其血也。愚尝用石膏细末,敷金疮出血者甚效。盖多年壁上煅石,善止金疮出血,石膏经煅与煅石相近,益见石膏之不可内服也。石膏生用之功效,不但能治病,且善于治疮,且善于解毒。

## 李静讲记

此病治疗的方法较多,中医常根据其临床表现,把此病分为湿热、血瘀、阴虚湿热等证型。湿热者用张锡纯之消乳汤,或我常用之衡通解毒汤、衡通散毒汤。气血瘀滞者用衡通汤或散,或径用一味山甲散治之。阴虚湿热者用衡通理阴汤。年龄较大属阴虚湿热者多见。总以找出偏差,纠正偏差,恢复平衡为要。除此之外,还可采用中药熏洗、灌肠、塞药(如痔疮栓、消炎止痛栓)、中药硬化注射、局部长效止痛剂的封闭、激光烧灼等,严重者可行病变肛隐窝切除以彻底治疗。

# 第三节 肛痈

> **❗ 师承切要**
>
> ● 师承切要者,师承张先生"肛痈"论治之精要,以及自己领悟与运用张先生之学说及临床的心得体会,力求切中要点。张先生之《医学衷中参西录》中无"肛痈"专篇病名,然医方编之治女科方中之"消乳汤"方论,"活络效灵丹"、"大黄扫毒汤"方论,书中治疮科方论中之"内托生肌散",药物编之论生石膏、三七、鸦胆子等及医论医案等论中皆有论及,读者宜细读之,于无字句处读书,将书中治诸痈之方论触类旁通,用于治疗"肛痈",即现代医学之肛门直肠周围脓肿。

**《医学衷中参西录》书中原文**

石膏生用之功效,不但能治病,且善于治疮,且善于解毒。奉天赵某之父,年过六旬,在脐旁生痈,大径三寸,五六日间烦躁异常,自觉屋隘莫容。其脉左关弦硬,右关洪实,知系伏气之热与疮毒俱发也。问其大便数日未行,投以大剂白虎汤加金银花、连翘、龙胆草,煎汤一大碗,徐徐温饮下,连服三剂,烦躁与疮皆愈。

**释疑解难**

**学生江植成:**患了肛门直肠周围脓肿后一定会并发肛瘘吗?中医能否治愈?

**李静:**肛门直肠周围脓肿如果只用西医法抗生素消炎,其自然不能令其气血畅通,局部之瘀滞无从疏散,故难免形成瘘管。而中医之从整体出发,体实之肛痈,用张先生之大黄扫毒汤,或用衡通扫毒汤,毒积瘀滞得以扫除,何致肛瘘形成乎?体虚者合用衡通托毒汤法,疏通气血、益气托毒外出于一法,气通血顺,体内自能恢复平衡也。此论从张先生论中即可悟出。前人如傅青主论治外科,其著作如"《青囊秘诀》"、"《大小诸证方论》"中诸方,每重用补气活血养阴清热解毒之汤剂内治,往往数剂愈病。其于气虚者,人参、黄芪每重用至半斤或八两,金银花用于清热解毒每用至八两,玄参滋阴凉血养阴每用至八两名为黑虎汤。前人之四妙勇安汤用量亦颇重。

# 第四节 肛漏

## ！师承切要

师承切要者,师承张先生"肛漏"相关病论治之精要,以及自己领悟与运用张先生之学说及临床的心得体会,力求切中要点。张先生之《医学衷中参西录》中无

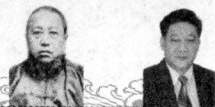

"肛漏"专篇病名,然医方编之治女科方中之"理冲汤、丸","活络效灵丹"方论治疮属阴属阳之加减论治,治阴虚劳热方中之"十全育真汤",治肺痈方"犀黄丸"方论,服食松脂法论,疮科方中之"消瘰丸"、"消瘰膏"、"化腐生肌散"、"内托生肌散",药物编中全蝎、蜈蚣、乳香、没药等及医论医案等论中皆有论及,读者宜细读之,于无字句处读书,特别是"内托生肌散",触类旁通,用于治疗"肛漏"。

## 《医学衷中参西录》书中原文

### 化腐生肌散

治瘰症已溃烂者,用此药擦之。他疮破后者亦可用之。

煅炉甘石六钱,乳香三钱,没药三钱,明雄黄二钱,硼砂三钱,硇砂二分,冰片三分,共研细,收贮瓶中勿令透气。日擦患处三四次,用此药长肉。将平时收口不速者,可加珍珠一分,煅研细搋入,其煅法详护眉神应散后。

### 临证要点

肛漏多因肛痈溃后脓出不畅,余毒未尽,后遗所致。现代人多用手术或外治法。中医历来有挂线与外用药多种疗法,较之西医手术毫无逊色。然术后如何调整体内失衡之偏差,令其不至复发,至为重要。而遇病需多问一个为什么。即肛瘘何至以生?体内失衡,出现偏差故也!若能找出偏差,纠而正之,无疑是最好的方法也。

而张锡纯先生之论外科疮疡无力托毒外出、生肌收口之论,用黄芪类补益之药双补气血,令其生肌收口长肉,当为外科诸虚证术后不能生肌收口的论治大法,触类旁通,可用于外科诸虚之证治。

# 第五节 肛裂

## 师承切要

● 师承切要者,师承张先生"肛裂"相关病论治之精要,以及自己领悟与运用张先生之学说及临床的心得体会,力求切中要点。张先生之《医学衷中参西录》中无"肛裂"专篇病名,然医方编之治女科方中之"理冲汤、丸","活络效灵丹"方论治疮属阴属阳之加减论治,治阴虚劳热方中之"十全育真汤",治肺痈方"犀黄丸"方论,疮科方中之"消瘰丸"、"内托生肌散",药物编中蒲黄、全蝎、蜈蚣、乳香、没药等及医论医案等论中皆有论及,读者宜细读之,于无字句处读书,将蒲黄、三七、山甲的功用触类旁通之,用于治疗"肛裂"。

## 《医学衷中参西录》书中原文

### 蒲黄解

蒲黄:味淡微甘微辛,性凉。善治气血不和、心腹疼痛、游风肿疼、颠仆血闷(用生蒲黄半两,煎汤灌下即醒)、痔疮出血(水送服一钱,日三次)、女子月闭腹痛、产后瘀血腹疼,为其有活血化瘀之力,故有种种诸效。若炒熟用之(不宜炒黑),又善治吐血、咳血、衄血、二便下血、女子血崩带下。外用治舌胀肿疼,甚或出血,一切疮疡肿疼,蜜调敷之(皆宜用生者),皆有捷效。为其生于水中,且又味淡,故又善利小便。

邹润安曰:"《金匮》用蒲灰散,利小便治厥而为皮水,解者或以为香蒲,或以为蒲席烧灰,然香蒲但能清上热,不云能利水,败蒲席,《名医别录》主筋溢恶疮,亦非利水之物。蒲黄,《神农本草经》主利小便,且《本事方》、《芝隐方》,皆述其治舌胀神验,予亦曾治多人,毫丝不爽,不正合治水之肿于皮乎?夫皮水为肤腠间病,不应有厥,厥者下焦病也。膀胱与肾为表里,膀胱以水气归皮,致小便不利,气阻而成寒热,则肾亦承其弊为之阴壅

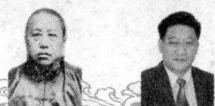

而阳不得达，遂成厥焉。病本在外，非可用温，又属皮水，无从发散，计唯解心腹膀胱之寒热，使小便得利，又何厥逆之有，以是知其为蒲黄无疑也。曰蒲灰者，蒲黄之质，固有似于灰也。"

蒲黄诚为妙药，失笑散用蒲黄、五灵脂等分生研，每用五钱，水、酒各半，加醋少许，煎数沸连渣服之，能愈产后腹疼于顷刻之间。人多因蒲黄之质甚软，且气味俱淡，疑其无甚力量而忽视之，是皆未见邹氏之论，故不能研究《神农本草经》主治之文也。

### 释疑解难

**学生江植成：**肛裂病临证颇多，但多用外治之法，愈而复发，而于病者用内治法，尤其煎服汤剂，病人往往不易接受，认为是小病，只想用外治法愈之。老师的经验当如何论治此病？

**李静：**肛裂病临证颇多，但多用外治之法，愈而复发，内因未除也。故解决其肠燥方为治本，故需向病家辨明其病因为要。只用外治法者，扬汤止沸也！找出病因，解决病因，是为釜底抽薪也！因血热致肠燥者，清其热，热清则肠燥自能愈之。阴虚肠燥者养阴清热，内外并治是为标本同治也。内治法辨其舌红紫苔薄者多属阴虚肠燥，滋其阴、清其热则肠燥得润，热得清则肛裂自愈。伍以外用药愈之也速。肠属实热者，舌红紫苔黄腻或白腻，用对证之药一二味以攻病，则黄连、大黄是为主药，屡用五味黄连散装入胶囊内治之。舌红嫩紫苔薄或光者属阴虚偏热夹瘀者为多，滋其阴、清其热、化其瘀方可，衡通滋阴清燥汤治之，变通法为滑石、白芍、山甲、生内金各等分制成散，每服15克，日2次，重证日3次，是为滋阴化瘀通结散。屡用此方治阴虚燥结偏瘀之证取效。不从内治，只用外治是扬汤止沸耳！辨其舌紫苔薄属气滞血瘀肠燥，一味山甲可治之，通其瘀，其便自通。肛裂是病之果，肠燥是为病因。有因热致燥便结者多，有因瘀致燥者。外用山甲细末，或用三七细末，或径用云南白药，于便后清洗后撒于肛裂处，内外并治是既可治标又可治本者也。

# 第六节 脱肛

## 师承切要

　　师承切要者,师承张先生"脱肛"相关病论治之精要,以及自己领悟与运用张先生之学说及临床的心得体会,力求切中要点。张先生之《医学衷中参西录》中之"答庞某问大便脱肛治法",医方编之治气血瘀滞肢体疼痛方中之"活络效灵丹"方论治疮属阴属阳之加减论治,治阴虚劳热方中之"十全育真汤",治肺痈方"犀黄丸"方论,治疮科方中之"内托生肌散"方论,药物编中全蝎、蜈蚣、乳香、没药等及医论医案等论中皆有论及,读者宜细读之,于无字句处读书,特别是大气下陷诸方论触类旁通之,用于治疗"脱肛",即现代医学之肛管直肠脱垂。

## 《医学衷中参西录》书中原文

### 答庞某问大便脱肛治法

　　脱肛之症,用曼陀罗煎浓汤洗之甚效。仆常用鲜曼陀罗四五斤,煎取浓汁两三大碗。再以其汁煎黄肉二三两,取浓汁一大碗。再用党参二两,轧细末调汁中,晒干。每用四五钱,水煎融化洗之,数次可全愈。

## 李静讲记

　　脱肛病早年多见,近来则少。然此病于辨病之外,当需辨其病因。脾虚气陷者一般均用补中益气汤加减,或用张锡纯先生之升陷汤,此于其气虚、气陷者当有效。湿热下注者辨之亦易,其证多属实证,故多为初病,清其热祛其湿愈之不难。而难者多为气虚气陷且有气滞血瘀者。多为病久之隐疾而且以女性为多,中医辨证论治当亦属可愈之病。于 2005 年治一四川女,约三十岁,其家婆母来诉其病脱肛数年之久,然讳疾忌医,痛苦不已,每病发时令家人与其求医问药,故每收效甚微。听其婆母如此说,告知诊此病只需验舌诊脉即可辨证施治,不是非用手术不可也。欲望根治,非来面诊不可。不然只图速效,不能辨证论治,只凭他人代诉患病为脱肛,即欲求愈病则难矣。此亦为"病家十要"之不肯服药者。"病家十要"之二为:肯服药,诸病可却,有等愚人,自家耽搁。故不欲与其处方诊治,然其婆母好言求之,无奈与其处方,据其病每有发作,当为久必有瘀之理,并诉体质尚可,并无虚象,别无所苦之说,当发作时必为过劳或瘀热或肝气郁滞。询问其是否极易生气发怒,其婆母答之曰然。故辨其为气滞血瘀用衡通散结汤加减治之。服一周其婆母来诉说稍有小效,并说其畏药难服,现已好转即不愿再服药,现来与其取药,取回逼其服药,无奈仍与服上方,并嘱若再发作可用枯矾、五倍子各100克煎水浸泡,连用十日,后不知所终。

# 第七节 息肉痔

## 师承切要

师承切要者,师承张先生"息肉痔"相关病论治之精要,以及自己领悟与运用张先生之学说及临床的心得体会,力求切中要点。张先生之《医学衷中参西录》中无"息肉痔"专篇病名,然医方编之治女科方中之"理冲汤、丸","活络效灵丹"方论治疮属阴属阳之加减论治,治阴虚劳热方中之"十全育真汤",治肺痈方"犀黄丸"方论,疮科方中之"消瘰丸"、"消瘰膏"、"化腐生肌散"、"内托生肌散",药物编中竹茹、全蝎、蜈蚣、乳香、没药等及医论医案等论中皆有论及,读者宜细读之,于无字句处读书,特别是生水蛭的功用,触类旁通,用于治疗"息肉痔"即现代医学之直肠、结肠息肉。

## 李静讲记

此病手术与外治诸法是为治标,即不能治息肉为何生长,即不能治本。因此,鉴别恶性与良性无疑显得十分重要,此即是现代医学之长。而以中医之整体出发,找出偏差,纠而正之,病方能不再发,亦为祛其病根,何至恶化乎?

# 第八节 锁肛痔

## ！师承切要

师承切要者,师承张先生"锁肛痔"相关病论治之精要,以及自己领悟与运用张先生之学说及临床的心得体会,力求切中要点。张先生之《医学衷中参西录》中无"锁肛痔"专篇病名,然医方编之治女科方中之"消乳汤"方论,"活络效灵丹"方论,女科方中之"理冲汤、丸"论治精要,治阴虚劳热方中之"十全育真汤",服食松脂法论,疮科方中之"消瘰丸"、"消瘰膏"、"化腐生肌散"、"内托生肌散",药物编中全蝎、蜈蚣、乳香、没药等及医论医案等论中皆有论及,读者宜细读之,于无字句处读书,将医方编中之"活络效灵丹"方论治疮属阴属阳之加减论治,治肺痈方中"犀黄丸"方论、"解毒生化丹"方论,触类旁通,用于治疗"锁肛痔"即现代医学之肛管直肠癌。

### 《医学衷中参西录》书中原文

**解毒生化丹**

治痢久郁热生毒,肠中腐烂,时时切疼,后重,所下多似烂炙,且有腐败之臭。

金银花一两,生杭芍六钱,粉甘草三钱,三七二钱(捣细),鸦胆子六十粒(去皮拣成实者),上药五味,先将三七、鸦胆子,用白沙糖化水送服。次将余药煎汤服。病重者,一日须服两剂始能见效。此证,乃痢之最重者。若初起之时,气血未亏,用拙拟化滞汤,或加大黄、朴硝下之即愈。若未痊愈,继服燮理汤数剂,亦可痊愈。若失治迁延日久,气血两亏,浸至肠中腐烂,生机日减,致所下之物,色臭皆腐败,非前二方所能愈矣。此方则重在化腐生肌,以救肠中之腐烂,故服之能建奇效也。

邑曾某,精通医学,曾告愚曰:治肺痈方,林屋山人犀黄丸最效。余用之屡次,皆随手奏功,今录其方于下,以备参观。

《外科证治全生集》(王洪绪所著)犀黄丸,用乳香、没药末各一两,麝香钱半,犀牛黄三分,共研细。取黄米饭一两捣烂,入药再捣为丸,莱菔子大,晒干(忌火烘)。每服三钱,热陈酒送下。

徐灵胎曰:"苏州钱复庵咳血不止,诸医以血证治之,病益剧。余往诊,见其吐血满地,细审血中似有脓而腥臭,因谓之曰:此肺痈也,脓已成矣。《金匮》云'脓成则死',然有生者。余遂多方治之,病家亦始终相信,一月而愈。盖余平日,因此证甚多,集唐人以来验方,用清凉之药以清其火,滋肺之药以养其血,滑降之药以祛其痰,芳香之药以通其气,更以珠黄之药解其毒,金石之药填其空,兼数法而行之,屡试必效。今治复庵,亦兼此数法而痊。"

## 李静讲记

锁肛痔相当于西医的肛管直肠癌,早期手术无疑是对的。中西结合的长处在于用西医辨病,手术治其标,中医整体出发、辨证论治是为治本。张锡纯先生书中因时代所限,未能说明何方为治癌之方,何药为治癌之药。然其辨证论治精神,即从无字句处读书可悟出,触类旁通可用治诸肿瘤癌症是也。书中之十全育真汤、理冲汤、丸、活络效灵丹、内托生肌散方论与生水蛭、山甲、三七、乳香、没药等药的运用，用对证之药一二味以攻病，佐以补益之药可为肿瘤癌症的指导大法。明此理，则诸外科病可治，诸肿瘤癌症可治也。

因此，为医难，现代中医尤难！病人多先用西医法，治之不效或效不佳者方求诊于中医，而仍欲速效，可乎？我认为不可也！某位中医肿瘤名家在网上直言不讳："化疗次数过多，就是过度治疗。肿瘤癌症病人是肥肉，发财的资源，一有癌症病人，先让外科手术，大赚手术费。再让相应科室化疗之，又赚一笔。后放疗科来争病人，因此又让病人接受放疗，最后病已难救时，方一脚踢给中医科。"

而西医诸法皆可令病家签字，只管治病，不管其命，科学地让病人接受阵地战之消耗法，最终必将是两败俱伤，病入膏肓，人财两空，回天无力时方踢给中医，然大多为时已晚矣！若真的能让真正的中医、西医结合起来，何时该用西医法，何时该用中医为主，何时适于手术，术后当用中医为主，中西医结合之法，无疑将是病人之福，中华医学之方向也！

# 第三章 男性前阴病

## 第一节 子痈

> **！师承切要**
>
> 师承切要者,师承张先生"子痈"相关病论治之精要,以及自己领悟与运用张先生之学说及临床的心得体会,力求切中要点。张先生之《医学衷中参西录》中无"子痈"专篇病名,然医方编之治女科方中之"消乳汤"方论,"活络效灵丹"方论治疮属阴属阳之加减论治,治阴虚劳热方中之"十全育真汤",治肺痈方"犀黄丸"方论,疮科方中之"消瘰丸"、"消瘰膏"、"化腐生肌散"、"内托生肌散",药物编中全蝎、蜈蚣、乳香、没药等及医论医案等论中皆有论及,读者宜细读之,于无字句处读书,特别是"解毒生化丹"方论,触类旁通,用于治疗"子痈"即现代医学之急慢性睾丸炎、附睾炎(包括腮腺炎性睾丸炎)。

### 《医学衷中参西录》书中原文

**解毒生化丹**(方论略)

**活络效灵丹**(方论略)

《神农本草经》谓黄芪主久败疮,亦有奇效。奉天张某,年三十余。因受时气之毒,医者不善为之清解,转引毒下行,自脐下皆肿,继又溃烂,睾丸露出,少腹出孔五处,小便时五孔皆出尿。为疏方:生黄芪、花粉各一两,乳香、没药、银花、甘草各三钱,煎汤连服二十余剂。溃烂之处,皆生肌排脓出外,结疤而愈,始终亦未用外敷生肌之药。

## 释疑解难

**学生李洪波:**近诊吴姓男,年23岁,阴茎痛和左侧睾丸坠痛5年。目前阴茎左侧烧灼痛且痒,痛剧时如刀割般,阴茎无肿大,阴茎勃起不会痛,用手按住阴茎左侧亦不会痛,就是平时痛。有时候尿的颜色是乳白色。左侧睾丸坠痛,没有肿大,挤压不痛。曾有尿道炎和龟头炎病史。做过包皮手术,龟头炎消失了,遗下了阴茎痛。以往诊断不能确诊为什么病,因此治疗也没什么效果。检查尿液、前列腺液均正常。B超示:双侧精索静脉未见曲张;双侧精囊腺未见明显异常;前列腺大小约3.3厘米×2.1厘米,包膜光滑,内一小强光斑0.48厘米×0.3厘米后无声影,CDFI未见明显异常密集血流信号。

请老师讲述此病辨证论治要点,以广学生见闻。

**李静:**此病主证为阴茎痛和左侧睾丸坠痛,西医检查前列腺液正常,但内一小强光斑0.48厘米×0.3厘米后无声影,此即代表前列腺非细菌性炎症。而阴茎痛和左侧睾丸坠痛当属慢性尿道炎和慢性睾丸炎。此类病急性期可化验检测出细菌,而慢性炎症则是非细菌性炎症,故西医不能检测出来。而不能检测出来的病,多属中医的气滞血瘀痰凝。现代医学论前列腺炎有三种,一种为细菌性炎症,前列腺液中可检出白细胞增多,细菌培养可培养出细菌;第二种属非细菌性炎症,即病原体所致的衣原体、支原体等,但前列腺液化验可检出白细胞,细菌培养可培养出细菌、衣原体或支原体;第三种是前列腺痛,前列腺痛的病因和症状不是特别典型的,一般是泛指,与急性前列腺炎、慢性前列腺炎统称为前列腺炎综合征。在临床上经常碰到这样的情况,患者主诉睾丸疼痛,大腿根部疼痛,腰疼,小腹疼痛,或者是会阴部有坠胀,肛门周围疼痛,出现这些症状,就要进行详细的检查,到底是有菌性的前列腺炎,还是无菌性的;是急性的,还是慢性的;如果都不是,且各方面化验都正常,就考虑是前列腺痛。

细菌性前列腺炎,可以在前列腺里找到大量的病原体,葡萄球菌引起的,可以找到大量的葡萄球菌;另外白细胞也比较多,可以看到 5 个以上的白细胞,这就是细菌性前列腺炎的特征;非细菌性前列腺炎实际上没有细菌感染,但是也可以找到大量的白细胞,还有巨噬细胞,找不到病原体。前列腺痛就不一样了,前列腺液进行检查,没有白细胞,基本上是正常的,所以说,这三种病是有区别的。

诊断前列腺痛的时候,一定要详细检查,细菌性的肯定有病原体存在,是支原体感染引起的,还是大肠杆菌引起的,还是结核杆菌引起的,所以一定要找准病原体。

第一,必须排除其他疾病,才考虑前列腺痛。排除以后,才能下诊断,这样就可以防止漏诊或误诊。

前列腺痛的临床表现除了具备前列腺炎的症状之外,还有疼痛的感觉,本病主要发生于青年人,老年人比较少见,而且疼痛部位往往集中在会阴部、阴囊、耻骨联合、尿道。患者主诉阴囊疼痛,附睾疼痛,实际上睾丸检查是正常的,没有什么异常,有的是反映会阴部坠胀、疼痛,耻骨联合、小腹有时候抽痛。有的尿道老有疼痛的感觉,或者肛门疼痛,有的大腿根部疼痛,一侧的大腿疼痛,或者腰疼等,就在前列腺向四周放射性的疼痛,有的人晚上肛门疼痛,甚至可以疼醒,这种疼痛往往促使患者去就诊。

第二,可以出现尿频、尿急、尿疼、排尿困难的感觉,好像是尿路感染了,实际上尿里并没有致病菌,检查也没有大量的白细胞,它具备前列腺炎的各种症状,如尿无力、尿分叉、尿线细、尿不尽、尿梗阻、尿阻断现象。

第三,多数前列腺疼痛的患者有精神刺激,如心情不好、压抑,或者是工作不顺利,老是生气,时间长了以后就会产生前列腺疼痛,即为中医之气郁、气滞。气滞即血滞,气血瘀滞与痰凝结则导致疼痛,即导致产生前列腺疼痛的症状。

所以前列腺痛有的资料上就叫压抑性的前列腺炎,因为精神压抑,心理有障碍的,往往前列腺疼痛的机会比较多。不管是什么原因引起的,都可以使尿道的压力增高,排尿不畅,引起尿道平滑肌收缩,使各种平滑肌动作不协调产生疼痛。

针对这些病因和临床表现,怎么治疗呢? 西医理论一是针对病因,是炎症性的就消炎,是心理因素引起的,就进行心理治疗,如果说因为精神压抑引起的尿道平滑肌不协调,对症治疗使平滑肌解除痉挛,往往效果比较好。中医原则是辨证施治。疏通气血,化瘀散结。当然了,有时前列腺疼和前列腺炎不好界定,有时进行前列腺炎的治疗,还得兼顾前列腺疼痛的治疗,往往是双管齐下。

此症根据症状与 B 超诊断来分析辨证,中医认为久病必有瘀滞,痛则不通也。不通者气血痰凝结滞所致。既然无细菌、无病原体,故应用抗生素则不会有效果。既属气血与痰凝结致病疼痛,B 超所示即可证明。故需用疏通气血、化瘀散结之法方可愈病。西医验不出气滞,验不出血瘀,更验不出气血与痰凝结可导致阴茎疼痛与左侧睾丸坠痛。西医对阴茎疼痛只能分析可能是尿道的压力增高、排尿不畅,引起尿道平滑肌收缩,使各种平滑肌动作不协调即相当于尿道狭窄,而气滞血瘀痰凝结滞才是病的根本所在。西药抗生素能杀灭细菌,也能抑制病原体,但对前列腺痛则只能对症止痛,或用心理疗法之安慰剂为何? 西药无治气滞血瘀痰凝之理论与药物也。故此病已五年之久,气血瘀滞与痰凝结积愈久,则愈难散之。治病如打仗,用医如用将,用药如用兵。故病程久之病当用论持久战法,即非短期可愈之病也。

人是一个整体,体内出现偏差即病因之所在,即体内失去平衡也。故找出病因,祛除病因,自然可恢复平衡。故中医需用衡通之法,方用衡通止痛汤加减。

### 衡通止痛汤

当归、川芎、桃仁、红花、赤芍、柴胡、川牛膝、枳壳、桔梗、生地、乳香、没药、三七粉(药汁送服下)各 10 克,炮山甲、皂角刺各 12 克,生白芍、炙甘草、山萸肉各 30 克,偏热加金银花 30 克,水煎服。

**学生李洪波**:此刘姓男,27 岁。面色青黄,舌苔偏白有时稍腻略燥如有芒刺,脉弦细。自述身体从小消瘦,易感冒生病,眼圈黑,长年慢性过敏性鼻炎,肝功能轻度异常。前几个月得了非淋病性尿道炎，小便时有轻轻刺痛，晨起久不排尿或劳累时稍加明显，尿道口微红，时而稍许刺痒。晨起偶尔尿道口有少许的透明液体，后来用抗生素半个月好了，近来又复发。尿道口潮红，时有刺痒。自小一直左侧附睾肿大，有结节，触之稍有疼感，常年偶尔有隐痛。

此证是否相当于西医之慢性附睾炎？慢性非淋病性尿道炎？如何论治？病人自认为当服用橘核丸之类药，我意此病已久，恐其不能胜任，尚请老师诊之。

**李静**：中医认为是肝气郁结，气血痰凝阻滞之慢性附睾炎，并下焦湿热进而引发非淋病性尿道感染。

中医认为属淋证、慢性子痈，西医为非淋病性尿道炎、慢性睾丸炎。久治不愈可诱发前列腺病。此病西医辨病，对症治疗往往用抗生素治之，愈而复发者，是西药之抗生素对病原体只起抑制作用所致，而中医辨证属于湿热毒邪导致气血瘀滞。此证之面色青黄、脉细即属气血两虚，舌苔白腻燥即属湿毒，湿即痰也。肝气郁结，气血痰凝阻滞，而且因虚导致气血痰凝滞结。故需疏通气血、化瘀散结、祛湿化痰、益气养血之方共用之。方用衡通益气汤合散结、托毒汤之意加减：

当归、川芎、桃仁、红花、赤芍、柴胡、川牛膝、枳壳、桔梗、炙甘草、生地、三七粉(药汁送服下)各10克，炮山甲、皂角刺各12克，天花粉12克，大蜈蚣3条，人参10克，黄芪18克，土茯苓30克。水煎服。

蜈蚣有毒，有病则病当之，用药攻病，方可托毒外出是也。而病人自认为橘核丸之类药可用于单纯之气滞痰凝者，而此病则为久病之气滞血瘀痰凝也！只服理气化痰之方很难令其瘀滞之血与病原体之热毒散出是也！至于蜈蚣之功用，当为散毒托毒之要药，若恐其量大，减为两条亦可，不用也可，然疗效亦减半也！

子痈即相当于西医的急、慢性睾丸炎、附睾炎，现代人多用西医法治之，有效有不效者。抗生素之效果是针对细菌的，故对急症则有效。无效或效不佳者多属对所用抗生素不敏感或慢性炎症，故每需做药物敏感试验，屡见患者因诸多抗生素耐药而不效，而导致诸多气滞血瘀毒邪瘀结难治之证。因此证肿疼颇重,患者恐惧之,杂药乱投,屡屡更医。病初则多不在意,认为服用消炎类药即可愈之。等用药肿痛不消方始恐慌。故此类病见之甚多,病家每求速效,若只用常规治法何能速效?故师承张锡纯先生论治病用药以胜病为准,不可拘于用量之论,出奇方可制胜。用对证之药一二味以攻病,再用疏通气血、化瘀通结之衡通诸法,实亦与张先生活络效灵丹、散毒汤、扫毒汤、消乳汤,内托生肌散之意相同也。再读傅青主之书如《大小诸证方论》、《青囊秘诀》等,即明英雄所见略同之意也。明此理,即明找出偏差,纠而正之之意。用对证之药一二味以攻病,傅青主之学说亦是如此。张先生书中有治阳毒方用大黄十斤,煎汤放量服之以治阳毒之证,一剂即愈之说。傅青主书中多主攻药物量大之方。如偏热之毒,傅氏每重用金银花,每用至八两之多。阴虚之热毒每伍以玄参且重用至八两,名曰黑虎汤。气虚每用黄芪、人参至八两、一斤之多。而现代中医药典上注明用量,似如此剂量,病人不敢服,医生不敢开,何能愈重病急症乎?我每遇重证,虑及于此,往往尽量重其制,师用张锡纯先生大剂煎汤分数次服之论,一剂一剂地处方,渐加其量者何?恐遭谤也!而且现代中医面临的问题是,一般教科书中的处方用量平平,故克敌制胜难,若处以攻病之大量,又与《药典》不符,若傅青主之方,每药用至八两一斤者,现代中医有此胆识者寥若晨星也!

**学生曾泽林**:老师所言皆肺腑之语。每观老师临证,欲治其重症,每需与患者沟通,详述病情之复杂之要,治法亦需复杂之理。现代中医界只用常规治法,一剂药数元多至十数元,小恙尚可,病重复杂者何能胜病矣?习俗如此,积重难返也!然亦有医者,动辄附子200克,红参100克,对证尚可,稍不对证难免不遭谤也!而视老师所处之方,一般多为平和之方药,平淡中见奇功,方显老师从张锡纯先生学说中领悟辨证论治用方用药之精要。而且观老师临诊用方药与祛风之类药若羌活、独活、南星,理气之类药如香附、木香、灵脂等药极少用之,是否也是受张锡纯学说之影响呢?

**李静**:张锡纯先生曰:"医家常用之药,愚恒不用;其不常用者,余恒喜用。盖用药以能治病为宗旨。医者疏方,恒至药品二十余味,其分量约皆在二三钱之间,不甚差池,即将病治愈亦不知系何药之力。而愚初临证时,恒择对证之药,重用一味煎汤数钟,徐徐服之,恒能挽回极重之病,且得籍之以验药力之实际(拙编中,重用药一味挽回险证者颇多)。是以非常用之药,而愚喜用者,以曾用之有实效也。其为常用之药,而愚从未一用者,因曾用之无实效也。凡事必实验而后知,不敢人云亦云也。"

张先生所常喜用者,有生石膏、滑石、羚羊角、白芍、白茅根、生山药、山萸肉、人参、黄芪、党参、知母、花粉、蒌仁、赭石、龙骨、牡蛎、鸦胆子、当归、丹参、乳香、没药、地黄、怀牛膝、生内金、三棱、莪术、生水蛭、全蝎、蜈蚣、山甲、三七、玄参、白术、北沙参、牛蒡子、甘草、天冬、麦冬、蝉蜕、薄荷、金银花、连翘、僵蚕、桑叶、竹茹、生薏米、蒲公英、车前子、鲜小蓟、白头翁、生地榆、黄芩、黄连、黄柏、大黄、龙胆草、黑附子、桂枝、麻黄、防风等类药。而于羌活、独活、茯苓、桃仁、干姜、生姜、肉桂、半夏、芡实、白矾、硼砂、松脂、硫黄、龙眼肉、柏子仁、升麻、柴胡、厚朴、桑寄生、秦艽、川续断、威灵仙、苏子、川楝子、橘红、胆星、生龟板、黑芝麻、莱菔子、朱砂、阿胶、鹿角胶、马钱子等类药亦喜用之。而于香燥耗气类药极少用之,此从其理冲汤方论中即可看出。

我曾系统学习 60 年代之中医教科书,是为先知其常,而独崇张锡纯先生之学说论点是为明其变法,博览群书是为知其巧法。近四十年临证之经验,验证张锡纯先生理论之可贵,悟出先生推崇王清任诸逐瘀汤可统治百病之说。

从先生论中可悟出先生创十全育真汤是从仲景论中悟出,而理冲汤、丸、活络效灵丹、消乳汤、内托生肌散等诸方无不寓化瘀益气之法于其中也。张先生既悟出血痹虚劳为仲景学说论点之提纲,而悟出治病用对证之药一二味以攻病组方之理,而将仲景学说继承并发扬光大之,是以被誉为仲景以后第一人。而将张先生衷中参西之学说发扬光大之,无疑是我辈中医之任也!将先生擅用之方药验之于临床,每收佳效。将先生之学说论点验之于现代,以中为主,用西医之长与中医之长是为中西医结合之最佳方法。师承先生之学说,悟出衡通法论,找出偏差,纠正偏差令其恢复平衡,方适于现代人病多气血瘀滞各有所偏之体。于临证时,参用西医辨病之法,结合现代医学检测结果,于急症用西药治其标,中医辨证论治治其本,是为最佳之中西结合之法。较之纯中医、纯西医,无疑是更为进步,必然之路也。张锡纯先生知之,必当欣慰之!明此理,方为善读仲景书,善读张锡纯书者也!

# 第二节 囊痈

> **！师承切要**
>
> 师承切要者,师承张先生"囊痈"相关病论治之精要,以及自己领悟与运用张先生之学说及临床的心得体会,力求切中要点。张先生之《医学衷中参西录》中无"囊痈"专篇病名,然医方编之治女科方中之"消乳汤"、"理冲汤、丸","活络效灵丹"方论治疮属阴属阳之加减论治,治阴虚劳热方中之"十全育真汤",治肺痈方"犀黄丸"方论,服食松脂法论,疮科方中之"消瘰丸"、"消瘰膏"、"化腐生肌散"、"内托生肌散",药物编中生石膏、滑石、全蝎、蜈蚣、乳香、没药等及医论医案等论中皆有论及,读者宜细阅读之,于无字句处读书,触类旁通,用于治疗"囊痈"即现代医学之阴囊脓肿、阴囊蜂窝织炎。

## 《医学衷中参西录》书中原文

### 活络效灵丹

治气血凝滞,疯癖癥瘕,心腹疼痛,腿疼臂疼,内外疮疡,一切脏腑积聚,经络湮淤。

当归五钱,丹参五钱,生明乳香五钱,生明没药五钱。

上药四味作汤服。若为散,一剂分作四次服,温酒送下。腿疼加牛膝。臂疼加连翘。妇女瘀血腹疼,加生桃仁(带皮尖作散服炒用)、生五灵脂。疮红肿属阳者,加金银花、知母、连翘。白硬属阴者,加肉桂、鹿角胶(若恐其伪可代以鹿角霜)。疮破后生肌不速者,加生黄芪、知母(但加黄芪恐失于

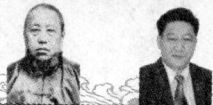

热)、甘草。脏腑内痈,加三七(研细冲服)、牛蒡子。

## 释疑解难

### 《医学衷中参西录》书中验案

奉天高等师范学校书记张纪三,因瘟病服药错误,少腹肿痛,后破孔五个,小便时五孔中皆出尿。西人谓须得割剖缝补,大施手术。然用手术时,须先自立自愿书,是不敢保其必无闪失也。因此未敢遽治。迟延数日,肾囊亦肿而溃烂,睾丸透露,遂来院中求为诊治。因晓之曰:"此疮溃烂深而旁达,无由敷药。而下焦为元气所存,又不可轻施割剖。然亦无需割剖也,唯多服补助气血之药,而稍佐以化瘀解毒之品,俾气血壮旺,自能自内生肌,排脓外出,至所破之孔皆愈,小便自归正路也"。为疏方生黄芪、天花粉各一两,金银花、乳香、没药、甘草各三钱。煎汤连服二十余剂,溃烂之孔皆自内生肌,排脓外出,结痂全愈。此证始终未尝敷药,而生肌若斯之速者,全赖黄芪补气之力也。西人为无治贫气之药,是以对此等证而不得不为之割剖缝补,以轻试其行险之手术也。

**李静按**:阴囊脓肿、阴囊蜂窝织炎一般用西医之抗生素消之,成脓后大多需手术之,故中医所治均为久治不愈的慢性炎症。于急性症每可用现代医学之检验手段以辨病,此为用西医之长,中西医结合者,是用西药抗生素对症治疗消除炎症的同时,结合中医辨证论治,疏通气血,化瘀散结解毒,用对症之药一二味以攻病,则用衡通散毒汤、衡通扫毒汤,体虚者伍以益气之参芪,愈之也速,红肿者不至成脓,成脓者亦易溃,溃后亦易生肌长肉是也。而中医之整体出发,四诊结合,再与西医之辨病结合,无疑是为中华医学最佳之路也!

**学生曾泽林**:囊痈与子痈相差无几,病因与治法大致相同,急性子痈较之囊痈反重也。老师常说初病验舌苔,久病验舌质。每用验舌之法指导学生辨证论治,学生收益甚多。还请老师讲述临证验舌辨证论治之要点为要。

**李静**:验舌属中医望诊范畴,古有望而知病之说。经验认为,舌为心之苗,故内脏诸病,往往从舌上可以辨出。初病验舌苔,故病初之舌苔必有变化。舌苔黄者为热,白厚腻属湿,黄腻属湿热并重。淡白为寒,淡白润滑为寒湿。舌光无苔属阴虚。而舌质若紫即属有瘀。舌质淡红为血虚,舌质淡红苔薄黄为虚热,舌红紫为瘀热,舌紫赤为瘀热之极,舌紫苔薄黄属气血瘀滞偏热,舌尖红紫斑点高出舌面为瘀滞之热积。不高出舌面为阴虚内燥郁蕴之热,反为难治。而辨舌之要在于,有一分瘀即需通之化之,有一分热即需清之散之,有风则需疏之消之,有湿则需祛之燥之,阴虚则需滋之润之,阳虚则需温之通之,气虚则需补之益之,血虚则需养之濡之。

风为百病之长,而西医则无从验出。而中医则有内外之分、虚实之别。血虚可生风是为内风,故验舌为血虚者即属因虚生风,内风也。外风多实,故有风寒、风热、风湿、风燥、风痰之别。诸风又可致虚令瘀,故有祛风先行血,血行风自灭之说。行血者,疏通气血也。气行则血行,气滞则血滞是也。外科、皮肤科诸病多属风邪兼夹为患,故活血消风当为大法要点。

舌质淡红苔薄黄为虚热,生地、玄参为首选药,佐药为沙参、麦冬。舌红紫为瘀热,丹参、赤芍为首选药,佐药为柴胡、白芍。舌紫赤为瘀热之极,首选药羚羊角、升麻,佐药为紫草、茅根。舌紫苔薄黄属气血瘀滞偏热,羚羊角、生石膏为首选药,佐药为金银花、白茅根。舌尖红紫斑点高出舌面为瘀滞之热积,羚羊角、黄连为首选药,佐药为金银花、丹参。不高出舌面为阴虚内燥郁蕴之热,反为难治,首选药为玄参、茅根,佐药为知母、山药。舌紫苔腻属湿热并重,黄连、大黄为首选药,佐药为黄芩、黄柏。苔白厚腻为偏湿,滑石、土茯苓为首选药,佐药为生薏米、车前子。偏风热者,蝉蜕、僵蚕为首选药,佐药为皂角刺、蜂房。偏风寒者,附子、麻黄为首选药,佐药为生姜、防风。偏风湿者,附子、桂枝为首选药,佐药为茯苓、白术。偏气虚者,人参、黄芪为首选药,佐药为山萸肉、鹿角胶。血虚者,地黄、阿胶为首选药,佐药为山萸肉、枸杞。

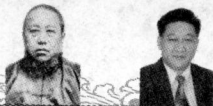

# 第三节 子痰

## 师承切要

> 师承切要者,师承张先生"子痰"相关病论治之精要,以及自己领悟与运用张先生之学说及临床的心得体会,力求切中要点。张先生之《医学衷中参西录》中无"子痰"专篇病名,然医方编之"消乳汤"、"理冲汤、丸"方论,"活络效灵丹"方论治疮属阴属阳之加减论治,疮科方中之"消瘰丸"、"消瘰膏"、"化腐生肌散",药物编中全蝎、蜈蚣、乳香、没药等及医论医案等论中皆有论及,读者宜细读之,于无字句处读书,特别是治阴虚劳热方中之"十全育真汤",治肺痈方"犀黄丸"、"内托生肌散"方论,服食松脂法论,触类旁通,用于治疗"子痰"即现代医学之附睾结核。

## 《医学衷中参西录》书中原文

### 乳香、没药解

乳香:气香窜,味淡,故善透窍以理气。没药:气则淡薄,味则辛而微酸,故善化瘀以理血。其性皆微温,二药并用为宣通脏腑流通经络之要药。故凡心胃胁腹肢体关节诸疼痛皆能治之。又善治女子行经腹疼,产后瘀血作疼,月事不以时下。其通气活血之力,又善治风寒湿痹,周身麻木,四肢不遂及一切疮疡肿疼,或其疮硬不疼。外用为粉以敷疮疡,能解毒、消肿、生肌、止疼,虽为开通之品,不至耗伤气血,诚良药也。

乳香、没药不但流通经络之气血,诸凡脏腑中,有气血凝滞,二药皆能流通之。医者但知其善入经络,用之以消疮疡,或外敷疮疡,而不知用之以调脏腑之气血,斯岂知乳香、没药者哉。乳香、没药,最宜生用,若炒用之则其流通之力顿减,至用于丸散中者,生轧作粗渣入锅内,隔纸烘至半熔,候冷轧之即成细末,此乳香、没药去油之法。

### 释疑解难

**学生江植成**：附睾结核现代医学用抗结核药治疗有较好的效果，前列腺及精囊结核均可用药物保守治疗。药物治疗的方法与肾结核相同，采用以异烟肼、链霉素、利福平等为主的两种或三种药联合应用。应用的疗程一般经验为6~12个月。再者为手术治疗：男性生殖系结核的手术治疗主要解决生殖系的附睾结核。附睾结核的解决有助于生殖系其他部位结核(精囊、前列腺)的愈合。手术在附睾病变局限后施行与肾结核相同，在手术前后亦需要给抗结核药物。

请教老师，中医治此证的要点是哪些？中西结合是否要比单用西医法或单用中医法要好得多？

**李静**：西医治疗结核病不能说效果不好，但疗程长，不加辨证地只是针对病而用抗结核药，体质好者尚可，体质差者往往不能耐受。张锡纯先生早在数十年前即主张中西结合，取西医之长与中医之长，当为最佳之治疗方法！现代人如能明此理，现代医者如能明此理，当为病人之福，中华医学之进步也。西医之长处在于辨病明察秋毫，可诊断出其为结核杆菌，而用对证之治疗法。然其短也即是不论体质如何，一概用之。此即与中医之整体观念大相径庭。医者细读《医学衷中参西录》即知。故治此证，当以中西医结合为好。西药针对结杆核菌是为治局部，虽也为治整体，然其毒副作用在所难免。而中医若能用辨证论治之法，师张锡纯先生之意，先生书中治阴虚劳热方中诸方论触类旁通，尤其书中推崇王洪绪之犀黄丸方论，若用治此证当不需用6~12月之久，而且其毒副作用当亦不至西药如此之大是也！

故中医治此病的要点是整体出发，找出偏差纠正偏差。有是证用是法，有是证用是方药。中西医结合之法是用西医法辨病，体实者可暂用西医之抗结核药，张锡纯屡用西药阿司匹林与中药，而且主张用药宜与病机息息相符为要。每注意其是否有伏气外感伏于体内，即注意与病邪以出路是也。

现代中医外科学于痰浊凝结者用温经通络，化痰散结。方药为阳和汤加减，兼服小金丹。而西医之治法为服抗结核药，暂服之尚可，久则肺气与脾胃必受损。阴虚内热者滋阴清热，除湿化痰，佐以透脓解毒。方药用滋阴除湿汤合透脓散加减。而西医法仍用抗结核药，此类体征则更不能久服。重

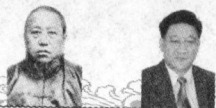

证之正虚成漏则更为抗结核药所不能胜任者,故往往需用手术,而术后不能愈合者多束手也。

# 第四节 水疝

## 师承切要

师承切要者,师承张先生"水疝"相关病论治之精要,以及自己领悟与运用张先生之学说及临床的心得体会,力求切中要点。张先生之《医学衷中参西录》中无"水疝"专篇病名,然医方编之治气血瘀滞肢体疼痛方中之"活络效灵丹"方论,治肺痈方"犀黄丸"方论,治疮科方中之"内托生肌散",药物编中滑石、车前子、白茅根、全蝎、蜈蚣、乳香、没药等及医论医案等论中皆有论及,读者宜细读之,于无字句处读书,从草薢解中可悟出草薢的功用,悟出诸方与书中论草薢之功效,明白张先生论草薢之功用与诸方书不同之意,触类旁通,找出"水疝"之病因,用对证之药一二味以攻病,再佐以疏通气血之药,使用补益之药来组方,用于治疗"水疝",即现代医学之睾丸鞘膜积液或精索鞘膜积液。

### 《医学衷中参西录》书中原文

#### 草薢解

草薢:味淡,性温。为其味淡而温,故能直趋膀胱温补下焦气化,治小儿夜睡遗尿,或大人小便频数,致大便干燥。其温补之性,兼能涩精秘气,患淋证者禁用,醒脾升陷汤后曾详论之。

草薢为治失溺要药,不可用之治淋。《名医别录》谓草薢治阴萎、失溺、老人五缓。盖失溺之证实因膀胱之括约筋少约束之力,此系筋缓之病,实为五缓之一,草薢善治五缓,所以治之。拙拟醒脾升陷汤中,曾重用草薢以治小便频数不禁,屡次奏效,是草薢为治失溺之要药可知矣。乃草薢分清饮竟用之以治膏淋,何其背谬若是?愚在籍时,邻村有病淋者,医者投以萆薢分清饮,两剂,其人小便滴沥不通。再服各种利小便药,皆无效。后延愚延医,已至十日,精神昏愦,毫无知觉,脉数近十至,按之即无,因谓其家人曰:"据此脉论,即小便通下,亦恐不救。"其家人恳求甚切,遂投以大滋真阴之剂,以利水之药佐之。灌下移时,小便即通,床褥皆湿。再诊其脉,微细欲无,愚急辞归。后闻其人当日即亡。

近又在津治一淋证,服药十剂已愈,隔两月病又反复,时值愚回籍,遂延他医治疗,方中亦重用萆薢。服两剂,小便亦滴沥不通,服利小便药亦无效。遂屡用西法引溺管兼服利小便之药,治近一旬,小便少通滴沥,每小便一次,必须两小时。继又服滋阴利水之药十剂始痊愈。

## 释疑解难

"疝气"是外科常见多发病,即人们常说的"小肠疝气",医学上称为疝。治疗水疝,中医外科学论之颇详,可为常法。每师张先生用对证之药一二味以攻病之法,找出偏差,纠正偏差是为变法。小儿水疝,视其舌红紫苔黄属偏热,则用蝉蜕、白茅根为主药,外用蝉蜕煎水泡洗愈之也速。舌红苔白腻者属湿热并重,则用蝉蜕、滑石为主药,苔薄白,脉细滑方属肾气亏虚,此论是为小儿亦有湿热证型,非止于肾气亏虚也。而于成人则每需辨证,与疏通气血之法,视其所偏,每收佳效。湿热下注多为急证,衡通清毒汤、衡通湿毒汤加减可也。肾虚寒湿证用衡通温通汤,较只用温肾散寒、化气行水之治,寒得温则宜通散,肾得温通则水宜行。此论是为此二型均为病久者设。湿热下注用疏通气血则湿热易清易祛是也。

经验认为,现代人气血瘀滞者较为多见,故每用张锡纯之论指导临床,明白张先生所论萆薢的功用与诸方书所论异。用疏通气血通而衡之之法,再用对证之药一二味以攻病,即主攻其所偏,则其所偏易于消散。是气行则血行,气血通畅则因偏所致之瘀滞自易愈之。故衡通法是为兼备法,而现代人之病多为错综复杂之证。其所偏差是为病之因,而因所偏导致气血瘀滞

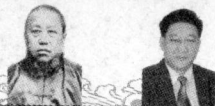

是为果。故病之单纯者，用对证之药攻病即可，合用疏通气血之衡通汤即衡通法则气血瘀滞所偏诸证愈之也速，多年经验验证此论也。此即中医之精髓所在，即临证要多问一个为什么。比如湿热下注之水疝，水疝之证是为主证，也即是体内之偏差，而为何导致湿热下注呢，气血瘀滞是因，而气滞血瘀导致湿热瘀结是果，而湿热瘀滞可令气血瘀滞愈甚是也。如此来论之，则肾气亏虚、肾虚寒湿亦可导致气滞血瘀，若用益气之药与疏通气血之药组方，则气血更宜疏通，偏热则佐以清热，偏寒则佐以温通，此即张先生永立不败之地之法也！

# 第五节 精浊

## ！ 师承切要

师承切要者，师承张先生"精浊"相关病论治之精要，以及自己领悟与运用张先生之学说及临床的心得体会，力求切中要点。张先生之《医学衷中参西录》中无"精浊"专篇病名，然医方编之治淋浊诸方论与治女科方中之"理冲汤、丸"，"活络效灵丹"方论治疮属阴属阳之加减论治，治阴虚劳热方中之"十全育真汤"，治肺痈方"犀黄丸"方论，服食松脂法论，疮科方中之"内托生肌散"，药物编中全蝎、蜈蚣、乳香、没药等及医论医案等论中皆有论及，读者宜细读之，于无字句处读书，临证不可拘于炎症一词，特别是书中治淋浊诸方论，触类旁通，用于治疗"精浊"即现代医学之急性细菌性前列腺炎、慢性细菌性前列腺炎、非细菌性前列腺炎及前列腺痛四类。

### 《医学衷中参西录》书中原文

**清毒二仙丹**

治花柳毒淋，无论初起、日久，凡有热者，服之皆效。

丈菊子一两（捣碎），鸦胆子四十粒（去皮仁破者勿用，服时宜囫囵吞下）。

　　上药二味，将丈菊子煎汤一盅，送服鸭蛋子仁。丈菊俗名向日葵，其花善催生，子善治淋。邻村一少年患此证，便时膏淋与血液相杂，疼痛颇剧，语以此方，数次痊愈。

## 释疑解难

　　前列腺炎，急性细菌性的用抗生素有效，然往往因为治疗不彻底而转为慢性炎症。慢性细菌性前列腺炎再用抗生素治疗效果往往不佳。非细菌性前列腺炎，现代医学辨病是为病原体所致，而以支原体较为多见且难治。往往需做前列腺液细菌培养与药物敏感试验方可。然亦易复发者为何？抗生素是针对细菌来的，病原体则非属细菌，亦不属病毒，而是介于细菌与病毒之间。因此，抗生素针对支原体即非细菌性前列腺炎则只能起抑制作用，病人体质好则可，一旦体质差或过劳、过食鱼腥等刺激性食物，则往往容易相互传染，故容易复发矣。经验认为，细菌性、非细菌性之急性前列腺炎，西医辨病可检验出细菌、病原体，用抗生素时量要用够，疗程需用足，即如打仗之打歼灭战。而往往病家自认为症状消失，即认为病已痊愈，不知余毒未清，往往转成慢性也。

　　求治于中医者，大多为慢性，西药用之不效或效果不佳时，而此时中医于辨病之外，尚需辨证施治方可。临证时往往需存一气血瘀滞并有所偏之念于胸中，用四诊辨证时，往往验舌非常重要。初病验舌苔，久病验舌质。舌质一旦为紫即属有瘀，紫暗有暗紫瘀斑则更为瘀滞之重者。而舌苔舌质往往是所偏差之依据。舌红紫苔黄腻或白腻为湿热并重，西药之抗生素可用；舌红紫苔薄黄或薄白而燥属气血瘀滞偏热，舌紫苔薄属气滞血瘀，舌苔白腻垢属湿积，舌淡苔白润滑属寒湿。舌红嫩紫苔薄或光者为阴虚偏燥之热，非细菌性前列腺炎见此舌为难治。清其热、解其毒则耗其阴，致其气血瘀滞，西药之抗生素亦然。而舌紫苔薄之气滞血瘀证每用抗生素初用有效，继用不效，令其做细菌培养大多为耐药者。临证见诸多此类舌质舌苔之慢性细菌性前列腺炎。舌淡苔白润滑而薄者，细菌培养往往也对诸多抗生素耐

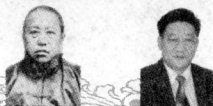

药,且大多只有庆大霉素尚敏感,而庆大霉素之作用往往甚微。故遇此等证往往需向病人解释清楚,需以中药为主,疏通气血纠其偏差需要时间过程,则此为论持久战也。而现代人病此,往往欲求速效,数日不效而屡屡更医,往往有数年不愈的,痛苦万状。每有久服抗生素导致性功能减退,精子数量大减而影响生育的。

今拟定前列腺炎之治法,现代中医所面临的往往是病人带来西医检验报告单,故可作为辨病之依据未尝不可。急性细菌性前列腺炎,前列腺液检验往往是卵磷脂小体减少,白细胞往往高出正常值。若卵磷脂小体正常,白细胞增高,往往为非细菌性前列腺炎。而卵磷脂小体正常,白细胞亦处于正常值内者,往往出现前列腺痛之表现,此则更非抗生素所能治。而西医往往用激素类药与止痛类药对症治疗,则此证明属气滞血瘀,毒邪积结,往往用衡通止痛汤、衡通散结汤以治之,则乳香、没药、皂角刺、蜈蚣与衡通汤中之山甲、三七即为主药也。西医于细菌性、非细菌性之炎症,每用抗生素以治之。中医辨证论治,舌红紫苔薄黄属热,西药可选用青霉素及头孢类有效,中医用衡通清毒汤、解毒汤即效。舌红紫苔白腻厚属湿热并重,西药往往需联合用药,再加奎诺酮类药方效,中医则需用衡通散毒汤、湿毒汤可效。若舌红紫,舌尖有红紫斑点高出舌面为湿热毒积之重证,西药之抗生素如阿奇霉素往往有效但不能消除症状且易复发,而中医则于清热祛湿解毒时往往需加用鸦胆子类药方能有效。我在临证时往往用验舌之法结合西医之检验结果,于疗效不佳者往往主张患者做细菌培养与药敏试验,然后应用相应之抗生素,与中药制剂"川参通"注射液组合,进行前列腺局部注射疗法,每取一次见效之功。而对于诸多抗生素耐药者,则往往需用中药辨证施治之对证方药方可。此即以中为主,衷中参西,既可治局部,又可内服中药治整体之综合疗法,中西医结合之最佳方法也!

凡西医法疗效不佳或效而复发者,多属抗生素耐药或气滞血瘀之体,或偏于气虚,或偏于阴虚,或偏于阳虚,而舌红紫、舌尖有红紫斑点高出舌面、舌苔白腻垢之证,则属湿热毒结瘀滞甚重,则非用疏通气血、清热祛湿、散毒消结、化瘀托毒外出之兼备法,且需假以时日方可。

前列腺炎，既明其为气血瘀滞兼有所偏所致，当明疏通气血之衡通法辨证施治是为要点。用衡通汤疏通气血，则方中之山甲、三七之化瘀通结是为主药。再用对证之药一二味以攻病，即治其所偏，偏热者，则羚羊角、金银花为主药；偏湿者，则滑石、土茯苓为主药；湿热并重毒结甚者，则必加鸦胆子为主药；偏于寒者，则桂枝、附子为主药。脉无力属气虚，则参、芪可为佐药。结之甚者，重加皂角刺，重用炮山甲。偏于瘀血者，重用三七。气血瘀滞毒结者，舌必紫暗，苔多薄腻，则乳香、没药在所必用。偏于阴虚者，则生地、北沙参等为主药，还需辨其阴虚偏热、偏瘀、偏燥，还是偏气虚、偏血虚之瘀，特别注重阴虚之偏瘀是为要点。阴虚虽多，但纯阴虚者亦不多，多为阴虚夹瘀。而此类证又多为支原体感染之非细菌性前列腺炎。临证所见阴虚之证屡用滋阴药而热不消者，即应考虑是否有瘀，即瘀滞之热而致阴虚。阴虚之热不退者，张锡纯先生往往用黄芪，重用知母其热即退。若再有瘀，则需加用化瘀之品，而丹参、白芍、白茅根、阿胶最效。临证不可为炎症一词所拘，有是证用是方，有是证用是药即可。因瘀致病者，通其瘀，兼治其偏，其瘀自散。则衡通汤，山甲、三七是为方中主药。因偏致瘀者，纠其偏，通其气血，其偏自衡是也！虚亦可致瘀，益其气，养其血，故有托毒外出之法。托毒之药则三七、蜈蚣为主药。虚得以纠，瘀自易散，毒即易出是也！偏于寒者，用桂枝、附子为主药，附子之大热，桂枝则有温通之功用（详见张先生书中桂枝之论述即可知桂枝与肉桂之不同功用），再合用衡通汤是为温通汤，则偏于寒者纠偏也速，临证往往见偏于寒者，只用温热药则温之缓，伍用温通之药则纠偏较速，此即用凉药清热须顾护其阳，用温通之药时须顾护其阴，用疏通气血药时须顾护其气，用破血之药时须顾护其血之理。又为攻邪勿忘扶正，扶正不忘祛邪。邪胜者以攻邪为主，兼扶其正气，邪去则正安。正虚者扶正为主，勿忘祛邪，养正则积自除，因虚中有实是也。

**案例辨析一：**

刘姓男，年42岁，前列腺炎三年余，屡用抗生素与诸外治、内服及中医治疗不愈来诊。前列腺液检验为卵磷脂小体++，白细胞++。视其舌淡嫩紫，舌中

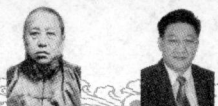

有裂纹多处,苔薄白而滑,脉弦滞。自述小腹胀痛,尿频,腰痛,乏力。与服衡通益气散结汤:

当归、川芎、桃仁、红花、赤芍、柴胡、川牛膝、枳壳、桔梗、炙甘草、生地、炮山甲、三七粉(药汁送服下)各10克,人参、黄芪各12克,山萸肉、生山药各30克,皂角刺12克,炒僵蚕10克,全蝎10克。

此方服十余剂,诸症均减,唯小腹部胀痛,夜尿多仍有。令其作前列腺细菌培养与药敏试验,证实为葡萄球菌,敏感药物为克林霉素,与"川参通"组合,行前列腺局部注射一次即效,当夜尿频即止,注射四次小腹胀痛即大减,注射六次即消。再行前列腺液常规检验:卵磷脂小体++++,白细胞消失。仍有小腹胀滞不适感,视其舌紫淡暗,舌尖边有紫瘀斑,舌中有裂纹,苔薄白略垢,脉弦滞。辨证属肝肾气血俱虚,风湿导致气滞血瘀,仍与服衡通益气散结汤加减:

当归18克,蜂房12克,桂枝12克,山萸肉、黄芪、皂角刺、白芍、桑寄生各30克,炙甘草、生附子、生姜(另包先煎)各20克,三七粉末10克(药汁送服),此方服十剂诸症消,复令其服衡通散月余以竟全功。

### 案例辨析二:

张姓男,年38岁,小腹胀痛,尿急尿频数年。前列腺液细菌培养为金黄色葡萄球菌。视其舌红紫、舌尖有红紫斑点且多,苔白腻,脉弦而滑。辨证属气血瘀滞湿热毒结,与其服衡通解毒汤:

当归、川芎、桃仁、红花、赤芍、柴胡、川牛膝、枳壳、桔梗、炙甘草、生地、炮山甲、三七粉(药汁送服下)各10克,黄连6克,黄芩10克,黄柏10克,栀子10克,大黄6克。6剂,每日一剂。局部注射头孢唑啉与"川参通"组合。

注射六次症状大减,但仍有尿频,小腹胀痛未除。再行细菌培养则为链球菌,又照药敏试验用头孢曲松钠注射六次,服衡通散毒汤:

当归、川芎、桃仁、红花、赤芍、柴胡、川牛膝、枳壳、桔梗、炙甘草、生地、三七粉(药汁送服下)各10克,炮山甲12克,皂角刺12克,蒌皮12克,蒌仁(打碎)18克,天花粉18克,羚羊角6克,金银花30克,白茅根60克,蒲公英30克,鸦胆子仁30粒,装入空心胶囊内,分两次吞服。6剂。

复诊,症状又减,然仍有小腹胀痛减而未除。复又作细菌培养,则又检出大肠杆菌。视其舌红紫,舌尖仍有红紫斑点,苔仍白腻,再行注射"川参通"与克林霉素注射液组方六次,思之只服衡通解毒汤、散毒汤清热解毒散毒,药性偏凉而于瘀久之湿热毒结难以散之,当用反佐法,以衡通散毒汤、托毒汤诸方之意再加桂附组方,通之温之以图散之托之,名为衡通馄饨散毒汤:

当归、川芎、桃仁、红花、赤芍、柴胡、川牛膝、枳壳、桔梗、炙甘草、生地、炮山甲、三七粉(药汁送服下)各10克,皂角刺18克,大蜈蚣三条,鸦胆子30粒装胶囊吞服,花粉12克,附子12克,桂枝10克。此方服12剂,症状方始全消,不复来诊。

## 案例辨析三:

陶姓男,慢性非细菌性前列腺炎一年多。尿频、尿急、尿灼热、腰痛,屡治均有效而不愈,反复发作。视其舌红紫苔薄黄,舌底较赤,脉弦数。辨证属阴虚内热夹瘀,瘀滞者,火与血之结也。与服衡通滋阴清燥汤之增水行舟法,重用知母、白茅根、白芍:滑石(布包煎)、生山药、白茅根各30克,生白芍30克,知母18克,生内金、炙甘草各12克,羚羊角丝6克。

以克林霉素注射液与"川参通"局部注射六次,诸症均大减,服衡通滋阴清燥汤两周即愈。曾告知此病有夫妻感染之可能,其说妻子无感觉而未重视。两月后又来诊,诉尿灼热感又有发作。仍与服衡通滋阴清燥汤,并令其妻做支原体培养,结果为阳性。其妻体质更差,曾用阿奇霉素注射,因反应太大而停药。视其亦为舌红紫,苔薄白腻而燥,脉弦且数。辨证属气血瘀滞湿热且又为阴虚气虚之体,与服衡通滋阴清燥汤一周效不佳,二诊加羚羊角6克,重用金银花、玄参各30克,又服一周方效,月余方愈。

## 案例辨析四:

王姓男,年42岁。前列腺液细菌培养:卵磷脂小体+,白细胞+++,支原体+。尿急、尿频,小腹胀痛、腰痛两年余。屡用抗生素等多种方法,病情时好时坏。视其舌

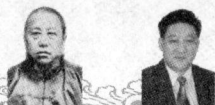

红紫,苔白腻,脉弦。辨证属气血瘀滞湿热瘀结。用头孢曲松钠与"川参通"组合局部注射两日一次共六次,服衡通解毒汤每日一剂,十二日尿急、尿频消失,而尿灼热则明显。又作细菌培养则细菌阴性,卵磷脂小体++,白细胞++,支原体仍阳性,舌苔仍然如上。与其改用克林霉素局部组合注射,与服衡通散结汤,十二日一疗程后支原体转为阴性,卵磷脂小体为+++,白细胞无。然仍有腰隐痛,小腹偶有胀痛,性功能减退,舌质紫苔薄白,脉弦滞。辨病又为前列腺痛。中医辨证湿热症状消,而仍有气血瘀滞之结,则相当于西医之前列腺痛。与服衡通止痛汤:

当归、川芎、桃仁、红花、赤芍、柴胡、川牛膝、枳壳、桔梗、生地、乳香、没药、三七粉(药汁送服下)各10克,炮山甲、皂角刺各12克,生白芍、炙甘草、山萸肉各30克。

用芍药、炙甘草、乳香、没药、三七、山甲,皂角刺、山萸肉以化瘀散结止痛,服至三周,诸症均消,唯性功能仍差,与其服蜈蚣、山甲、三七之化瘀通结散剂,服至一月病方痊愈。

**学生曾泽林:**我读中医学院本科并临证数年,往往用所学之常法,自认为辨证论治颇为得当,然而临床效果平平。观老师论前列腺炎之验舌法,结合西医检验即结合西医辨病,而用中医辨证,倡用八法之外的衡通法,可为简而捷、验而便之法。而且老师论治前列腺炎之复杂难治证用衡通馄饨散毒汤法,近见老师治唐姓男之乙肝大三阳,肝胆毒热型肝功能偏高之湿热瘀结,腹泻便溏发热不退证,老师与其用衡通益气解毒法中加用桂枝、附子,笑曰方名衡通馄饨解毒汤。还请老师讲述其中要点,以广学生见闻。

**李静:**验舌之红紫苔白腻或黄腻者可辨为湿热,多属细菌性炎症;舌红紫苔薄黄,结合尿有灼热感多辨为非细菌性炎症。舌紫舌尖有红紫斑,苔薄之证则多属气滞血瘀毒结;而舌淡苔白润滑属寒湿者则治之易,舌紫苔薄者为血瘀毒结者愈之也缓;舌红紫苔薄光者属阴虚夹瘀治之也难。

验舌辨脉与西医辨病之检验结合,以中为主,中西结合之"川参通"中药制剂与抗生素组合用于前列腺局部注射疗法,每收一次见效之功。视其舌紫苔薄或舌淡苔薄者,往往令病人做细菌培养与药敏试验,每有患者往往对诸多抗生素耐药,而验证临诊之功,中西结合之妙。妙在用西医辨病,中医辨证。西药之抗生素治标,中医之衡通诸汤法治本,局部治疗与整体治疗并重之兼备法。

前列腺炎西医辨病是为炎症,然前列腺炎之慢性者治之效果则差,与非细菌性炎症效果往往不佳,故每有复发。前列腺痛对症治疗效果更差。西医理论是针对局部之炎症与症状来论的,而中医则要分析局部之炎症何来之理。前列腺局部炎症可导致全身的气血瘀滞,而整体的气滞血瘀也可令局部之湿热瘀结。湿热是为炎症之因,而炎症导致气血瘀滞是果。气血瘀滞则湿热愈加瘀结,如此则为恶性循环也。只重视局部炎症而用清热解毒,与西医之用抗生素无何区别,反而置气血瘀滞于不顾,只能令其气血更加瘀滞,瘀结之湿热更加坚实,湿热与气血搏结久则更不易散,此即为此病易复发的原因。

若能令其气通血顺,则何患之有?试想人体内如果气血通顺,则湿热无所遁形,何至于瘀结局部而致炎症呢?现代中医面临的病种多为西医治之不效或效果不佳或效而复发者,屡用抗生素必然会产生耐药性与气血瘀滞,而中医只用清热解毒,祛湿化痰往往效果也不够理想者,即气血瘀滞毒邪积结也。湿热证用衡通法组方治之,偏阴虚者亦用之,偏寒湿者亦用之,气滞血瘀者更用之而每收佳效。偏阳虚者,衡通温通汤愈之速,偏阴虚者,衡通理阴汤、衡通滋阴汤愈之缓。气滞血瘀者需以时日,气血瘀滞毒积坚久者,衡通散毒法愈之也难,每需用衡通馄饨散毒汤法之兼备法且需假以时日方可奏效。用衡通益气解毒汤合滋阴清燥汤再加附子、桂枝方能愈毒热不解之湿热毒结证,故为衡通馄饨散毒汤。只用清热祛湿之法不解者是为湿热毒结之重者,加用衡通解毒法是湿热得通而解之散之者是气血得通则湿热毒结易解易散之也。而用衡通解毒、散毒汤法不能解之散之者,必为湿热毒结瘀久导致体内阳气虚之故,加用桂附助阳之反佐法,气血得温通,清热祛湿、益气健脾与疏通气血于一法方效者,必为病久毒邪积结坚且久而阳气亦虚者。此于临证每见阳虚风寒湿证患者,屡用大量附子、干姜、肉桂而证不消,每用衡通温通汤,用附子、桂枝,重用温通之皂角刺、当归之衡而温通之法数剂寒证即消症状即减之理中反悟出，辨证为湿热毒结气滞血瘀证而久用清热祛湿疏通气血法有效有不效者为何？效者是为辨证论治用药各得其所。该效不效者，必有所偏未能得治者。而未能得治者当为屡用清解疏散法伤其阳、耗其阴、损其精之故，于清热祛湿疏通气血之法中再合桂附之温通助阳即效者，与阳虚风寒湿证只用温补之重剂效不速者其义一也。前人早有论及，祝味菊即擅长此道，裘沛然前辈亦擅此道，名之曰兼备法，馄饨汤即是此意。行医五十年，方知四十九年之非，学无止境也！

近治唐姓男，乙肝大三阳二十年，肝功能偏高反复发作，舌紫赤苔白腻厚且燥，舌底中有裂纹，脉弦硬且紧数，辨其为肝胆毒热型，湿热并重气滞血瘀毒结。初服衡通解毒汤月余得效，续服则腹泻便溏，停黄连解毒汤换用小陷胸汤加服益气健脾之滋阴清燥汤方药则腹泻止。又服则午后低热，苔腻不退，口中呼气均能感觉到有热气，体温则多为 37 摄氏度左右。加用治感冒之维 C 银翘片则效，然不数日又发。思之需用清解祛湿滋阴健脾益气与疏通气血之法，服两周仍不效。验其舌为红紫赤，苔为白厚腻，脉为弦紧且数。辨为肝胆毒热瘀结复受外感之湿热，与其治肝胆毒热疏通气血之时合用益气健脾之滋阴清燥汤不为不对证，然服之即腹泻便溏，低热反复不退，此时已服药三月有余，复查肝功能指数明显偏高，思之辨证用药是否有所偏，其湿热并重，低热不退用对证之药不效者何故？其病久则必有瘀，用衡通汤当属对证，肝胆之毒热合用黄连五味解毒汤小其量当属对证，后虑其脾虚腹泻合用益气健脾之滋阴清燥汤，重用生山药，加用人参、黄芪、山萸肉可谓对证。然不久又增低热不退反复感冒，复查肝功与病毒指数均增高，抑或是毒邪外透欲出？抑或是久病毒结瘀积，屡服清热祛湿之西药、中药所致？苦思之中，忽悟此病已久，屡服清解之中西药物，必伤其阳，从服药每致腹泻便溏可以验证之。而加用益气健脾之参、芪、山药则低热增，反复感冒可验证此病之复杂之处。思之以前曾治此类肝病低热不退辨为阴虚偏瘀夹热而用反佐法，用小量附子即得热退之例，而此证虽非阴虚偏热，但久服清解之中西药物阳气必伤，湿热毒结坚甚，只用清热祛湿疏通气血之法得效,后因腹泻便溏低热不退即当属此因,决用上法加用桂附,疏通气血之衡通益气汤为主方,清热祛湿健脾之法中加用桂、附,方用衡通馄饨解毒汤:

当归、川芎、桃仁、红花、赤芍、柴胡、川牛膝、枳壳、桔梗、炙甘草、生地、炮山甲、三七粉(药汁送服下)各10克,党参、黄芪、生山药、山萸肉、升麻、白头翁、滑石、生石膏各30克,附子、桂枝各12克。

此方服用一周,低热渐退,舌红紫转淡,苔白腻减薄,舌中裂纹亦变浅,脉亦转为缓和略带弦象。较之寒则温之、热则清之、湿则祛之、虚则补之诸法,衡通法是验证现代人多气血瘀滞兼有所偏,衡而通之之兼备法,简捷扼要之法也!

# 第六节 精癃

## ！师承切要

师承切要者,师承张锡纯先生"精癃"相关病论治之精要,以及自己领悟与运用张先生之学说及临床的心得体会,力求切中要点。张先生之《医学衷中参西录》中无"精癃"专篇病名,然医方编之治淋浊诸方,女科方中之"理冲汤、丸"方论,"活络效灵丹"方论治疮属阴属阳之加减论治,治阴虚劳热方中之"十全育真汤",治肺痈方"犀黄丸"方论,疮科方中之"内托生肌散",药物编中龙骨、牡蛎、知母、全蝎、蜈蚣、乳香、没药等及医论医案等论中皆有论及,读者宜细读之,于无字句处读书,特别是书中生内金、龙骨、牡蛎的运用,找出偏差,师用张先生对证之药一二味组方以攻病之论,触类旁通,用于治疗"精癃"即现代医学之前列腺增生症。

### 《医学衷中参西录》书中原文

#### 清肾汤

治小便频数疼涩,遗精白浊,脉洪滑有力,确系实热者。

知母四钱,黄柏四钱,生龙骨四钱(捣细),生牡蛎三钱(炒捣),海螵蛸

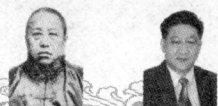

三钱(捣细),茜草二钱,生杭芍四钱,生山药四钱,泽泻一钱半。

或问:龙骨、牡蛎收涩之品也。子治血淋,所拟理血汤中用之,前方治小便频数或兼淋涩用之,此方治小便频数疼涩亦用之,独不虑其收涩之性有碍于疼涩乎?答曰:龙骨、牡蛎敛正气而不敛邪气,凡心气耗散、肺气息贲、肝气浮越、肾气滑脱,用之皆有捷效。即证兼瘀、兼疼或兼外感,放胆用之,毫无妨碍。拙拟补络补管汤、理郁升陷汤、从龙汤、清带汤,诸方中论之甚详,皆可参观。一叟,年七十余,遗精白浊,小便频数,微觉疼涩。诊其六脉平和,两尺重按有力,知其年虽高,而肾经确有实热也。投以此汤,五剂痊愈。一人,年三十许,遗精白浊,小便时疼如刀割,又甚涩数。诊其脉滑而有力,知其系实热之证。为其年少,疑兼花柳毒淋,遂投以此汤,加没药(不去油)三钱、鸦胆子(去皮)四十粒(药汁送服),数剂而愈。

## 释疑解难

前列腺增生症中医外科学所论诸法皆属常法,而衡通诸法是为变通法之简捷法也。其病机为老年肾气渐衰,中气虚弱,痰瘀互结水道,三焦气化失司,即属气血瘀滞而因有所偏导致积结也。故当首用衡通益气汤为主方,加用张锡纯先生擅用之生龙骨、牡蛎、生内金、皂角刺,组方是为衡通益气通结汤。偏于热者清其热,加知母、银花;偏于湿者祛其湿,加滑石、土茯苓;偏于阴虚者滋其阴,加玄参、北沙参;湿热并重再加生石膏、花粉;偏于阳虚寒湿者加桂枝、附子;瘀积毒结重者加乳香、没药。

## 案例辨析一:

岳姓男,年57岁,前列腺增生数年,现发展致夜尿日五六次而致失眠,遗尿失禁且有异味。视其舌紫苔白腻且燥,脉弦滑。辨证属肝脾俱虚,气机郁结,湿痰凝滞,血瘀气滞。夜尿多属前列腺肥大,即属瘀结。苔白腻且燥属湿痰凝结,脉弦滑是为气滞痰血瘀积,尿失禁属肾气不固,尿有异味属瘀积之湿浊。故用"川参通"与头孢曲松钠组方前列腺局部注射,隔日一次,内服衡通益气通结汤:

当归、川芎、桃仁、红花、赤芍、柴胡、川牛膝、枳壳、桔梗、炙甘草、生地、炮山甲、三七粉(药汁送服下)各10克,人参、黄芪各12克,山萸肉、生山药、生龙骨、生牡蛎各30克,皂角刺、生内金各18克。水煎服。

此方服一周,夜尿多与尿失禁减,尿中仍有异味,又加乳香、没药各6克,服一周,异味亦减,又服一周诸症消失,再与服一周以巩固疗效,局部注射一疗程十二次,病愈。

## 案例辨析二:

黄姓男,年72岁,因做胃切除手术,术后尿滴沥难出,经人介绍来诊。视其体虚已甚,舌淡苔白润滑,脉大无力。辨证属肾阳虚损,命门火衰,膀胱气化不及而传送无力,故排尿无力而需置导尿管。与服衡通益气汤加生内金,并于前列腺局部注射,方用"川参通"合阿米卡星注射液组方,一次即排尿大畅,三次即不需导尿管。后嘱其多服衡通益气汤。三月后又来,诉又需再次手术,故提前来注射,以免术后尿闭难出,此即中医验舌辨脉论治,中西结合治尿闭之最佳方法。十余年来,屡用此法治疗前列腺增生导致尿闭诸症,根据舌质舌苔指导西药抗生素的运用,每收佳效。若舌光无苔或舌淡无苔者,往往需做细菌培养与药物敏感试验,以求一次注射有效之功。经验认为,舌质的征象是体内实质的变化,故久病需验舌质。舌苔是体内气化功能的变化,舌苔的变化可验证体内气化功能的变化。用药后舌苔的变化可作为病退与否的标志。如苔白腻多属湿,用药后白腻苔减退,即代表湿祛。而舌质的变化更可证明病情的进退。只要舌质舌苔的指征异于正常,即属体内出现偏差,而且舌质舌苔的偏差多为有余之象征,验证于西医多为有炎症存在。相反,如果舌质舌苔无异常,而西医验证有炎症反而难治。故舌苔异常为病轻在腑,舌质的异常为病重在脏。舌苔的病变多属气化功能的病变,而舌质的变异是内脏有器质性病变的表现。临诊时再验诸于脉证,则较易辨出病之进退吉凶,并可观察舌质舌苔之变化结合脉证来诊断病情的进退。

舌红紫属偏于热,舌紫即属有瘀。若舌尖边有红紫斑点高出舌面即属瘀热。舌之红紫斑点越多则瘀热越重。若为暗紫斑则属瘀血斑。辨为瘀热则需活

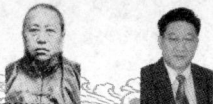

血清热,非徒用清热解毒可治之。若属瘀血斑则需活血化瘀为治,误认为偏热而用清热消炎则瘀结愈重而难消散。舌尖边高出舌面之红紫斑点是属有形之热瘀积结甚,如乙肝之病毒高复制阶段多现此舌,前列腺炎症、增生合并炎症亦现此舌。故可观察舌尖之红紫斑来判断病情的进退。治法用药需凉血活血清热化瘀逐热散热方可,一概清热解毒毒热反而难出。如乙肝大三阳之用拉米夫定、干扰素治疗效而复发即是此理,有滞之血热未能散出是也。前列腺炎、增生合并炎症瘀热亦是如此。只用抗生素消炎与中药只用清热解毒相同,只清其热,反增其瘀结,此即为肝炎、前列腺炎屡用消炎类药而不能消炎之道理所在。若舌尖出现细小红斑点不高出舌面为阴虚血虚瘀滞之燥热,只用清热反而热更难退,需用滋阴养血活血清热法方可,故愈之也缓。

现代人气血瘀滞者为多,气血瘀滞偏热者多,气血瘀滞湿热并重者多。气血瘀滞偏于阴虚者亦多者为何?清热解毒类药与西药之消炎类抗生素均性偏凉,屡用之则往往导致瘀滞之理为:血得寒则凝,得温则行是也。故临证治疗乙肝大三阳时,凡治舌尖之红紫斑点高出舌面属瘀结毒热类病证,西医只用消炎类抗病毒之拉米夫定、干扰素类固不效,中医若用清热解毒类亦难取效,而用中医辨证此证属肝胆毒热瘀结,加用凉血活血化瘀清热解毒法往往也是有效有不效,效者为毒热瘀结未久,不效者为毒热瘀结久且坚,故遇此往往迷茫不解。后屡思之,方悟此中道理。每在上述凉血活血化瘀清热解毒治法中再加附子、当归温通之类药,瘀热方能散。而于气虚者每需再加参、芪以益气方可。无数病例验证此论。故临证胸中往往需存一个"瘀"字,即临诊验舌脉辨证时往往需考虑气血瘀滞的程度,用药与病机息息相符为要。有一分热象则需清之,有一分瘀滞则需通之,清之通之方能衡之。气虚者加用益气之药则易通,瘀热坚久者需加用温通之药方能通之。相对来说,偏于寒者只用温药愈之也缓,加用温通之药愈之方速。然此诸法皆属衡而通之之法是也!唯阴虚者需滋其阴加通瘀之药,则滋阴类药属静药宜重之,通瘀之药属动药宜轻之。阳虚者,温阳之药性偏温燥,合用通瘀之药则温阳之药易于通散则寒亦易解之。清热类药屡用可令气血瘀滞,合用通瘀之药则苦寒之清热药不至令气血凝结是也。观现代广东人凉茶天天服,热气却越重之道理何在?凉而未通是也!故张锡纯先生有论,虚极之证每注意有瘀,故创十全育真汤以治虚不忘化瘀,深得仲景之心。并论其十全育真汤是窃师仲景之大黄䗪虫丸、百劳丸之意也。每用对证之药一二味以攻病,再佐以补益之药,故为立于不败之地之法也。

　　然张锡纯先生所处年代,西医药尚未普及,而先生尚且悟出人病阴虚者多,悟出仲景之书是为经方,然经方多偏于温补,故创诸治阴虚劳热方,以补仲景方书治现代人之不足,则张锡纯先生实为仲景之功臣也!而现代中医所面对的病人、病种与先生时代又有不同,西药抗生素的滥用,导致人体内气血瘀滞是客观的事实存在。阴愈虚热愈易生,热重则必耗阴,阴虚则血燥,燥则致瘀。偏于阳虚者少,仲景经方俱在,对证施用可也。然亦需顾护其阴,此即为张锡纯先生永立不败之地之论也。现代人阴虚偏热夹瘀者多,故瘀滞之轻者,近代温病学家之法可用之,瘀滞之重者,则需合用凉血养阴化瘀之法,温病学家若叶天士等方论俱在,对证用之可也。而师承张锡纯先生之学术,则为合伤寒、温病于一法之中之法,无所谓伤寒,无所谓温病。有是证用是法,有是证用是方。病属伤寒者,用伤寒方,是为经方,故有麻黄汤、桂枝汤、白虎汤之说。病属温病者,用温病方,是为时方,故有白虎承气汤、增液承气汤、三仁汤之说。而张锡纯先生有论伤寒温病同用方之方论,主张伤寒、温病之争无必要,细读即可明此理。张锡纯书中原文论曰:

　　"温病之治法详于伤寒论解:伤寒、温病之治法始异而终同。至其病之所受,则皆在于足经而兼及于手经。乃今之论寒温者,恒谓伤寒入足经不入手经,温病入手经不入足经。夫人之手足十二经原相贯通,谓伤寒入足经不入手经者,固为差谬,至谓温病入手经不入足经者,尤属荒唐。何以言之?《伤寒论》之开始也,其第一节浑言太阳之为病,此太阳实总括中风、伤寒、温病在内,故其下将太阳病平分为三项,其第二节论太阳中风,第三节论太阳伤寒(四节五节亦论伤寒当归纳于第三节中),第六节论太阳温病,故每节之首皆冠以太阳病三字。此太阳为手太阳乎?抑为足太阳乎?此固无容置辩者也。由斯知,中风、伤寒、温病皆可以伤寒统之(《难经》谓伤寒有五,中风温病皆在其中),而其病之初得皆在足太阳经,又可浑以太阳病统之也。盖所谓太阳之为病者,若在中风、伤寒,其头痛、项强、恶寒三证可以并

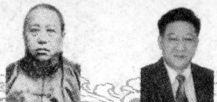

见。若在温病，但微恶寒即可为太阳病（此所谓证不必具，但见一证即可定为某经病也），然恶寒须臾即变为热耳。"

而《经方实验录》之作者，近代经方大家曹颖甫先生与张锡纯先生之论似有相近，张锡纯先生擅长用生石膏以治寒温闻名于世，曹颖甫先生对白虎汤亦常用之。其论不可不读：

"桂枝汤为温和肠胃之方，白虎汤则为凉和肠胃之方。桂枝证之肠胃失之过寒，故当温之，温之则能和。白虎汤证之肠胃失之过热，故当凉之，凉之则亦能和。和者，平也，犹今人所谓水平，或标准也。失此标准则病，故曰太过等于不及，犹言其病一也。桂枝汤证肠胃之虚寒，或由于病者素体虚弱使然，或由于偶受风寒使然，或更合二因而兼有之。白虎汤证肠胃之实热，容吾重复言之，或由于病者素体积热使然，或由于由寒化热使然，或竟由直受热邪使然，或竟合诸因而兼有之。来路不一，证状参差，而医者予以方，求其和则同。方药不一，而方意则同。桂枝汤有桂芍以激血，生姜以止呕，同是温胃。白虎汤之石膏知母同是凉胃。大枣免胃液之伤，粳米求胃津之凝。余下甘草一味，同是和肠，防其下传。两相对勘，一无循形。"

张锡纯先生之论伤寒、温病之治法始异而终同。曹颖甫先生则更进一步而论之，是以有桂枝汤温和肠胃是为和，白虎汤凉和肠胃亦为和。和者，平也，犹今人所谓水平，或标准也。失此标准则病，故曰太过等于不及，犹言其病一也。和者，平衡之意也！曹颖甫先生论桂枝汤证肠胃之虚寒，或由于病者素体虚弱使然，或由于偶受风寒使然，或更合二因而兼有之。当可理解为现代人病每用抗生素以治之，若遇体实者尚可，体虚者岂不是更令其虚寒，气血瘀滞矣？

### 《经方实验录》中姜佐景曰：

"麻黄汤证化热入里，为麻杏甘石汤证。桂枝汤证化热入里，为白虎汤证。葛根汤证化热入里，为葛根芩连汤证。而葛根芩连汤证白虎汤证麻杏甘石汤证化热之后，则均为承气汤证。其肠结轻，可攻补兼施，所谓和之者，是为调胃承气汤证。其肠结较重者，亦用和法，即为小承气汤证。其肠结最重者,当用下法,又曰攻法,即为大承气汤证。实则三承气汤方对于麻桂葛之汗法,及白虎汤之清法言,皆可曰下法也。"

此论与张锡纯先生论伤寒、温病之治法始异而终同之论相互对照,则明伤寒、温病之争,无所谓也。

故现代中医明此理,即明现代人病之变异之体,气血瘀滞是也!故衡通法是为和法,方药不一,而方意则同。此即为中医,此即为中医与西医不同之处,亦即中医不可模式化、格式化之意。和者,平也,犹今人所谓水平,或标准也。失此标准则病,故曰太过等于不及,犹言其病一也。于无字句处读书,触类旁通,标准者,平衡也。欲令其衡,通之求衡是也。而桂枝汤温和肠胃可令衡,白虎汤凉和肠胃亦可令衡,而现代人气血瘀滞则需疏通气血兼治其偏方能令其衡是也!再重复论之,则热者清之可令其衡,寒者温之亦可令其衡。虚则补之、实则泻之亦可令其衡。现代中医教科书论之甚详且备,而现代人之体用衡通法疏通气血,再用对证之药一二味以攻病,方合现代人之气血瘀滞有所偏差是也!读现代中医教科书是为知其常,而读张锡纯先生书方能明其变,博览群书方能明其巧是也!

# 第四章 外伤性疾病与周围血管疾病

## 第一节 冻疮

### ！ 师承切要

师承切要者,师承张先生"冻疮"相关病论治之精要,以及自己领悟与运用张先生之学说及临床的心得体会,力求切中要点。张先生之《医学衷中参西录》中无"冻疮"专篇病名,然医方编之治女科方中之"理冲汤、丸"方论,"活络效灵丹"方论治疮属阴属阳之加减论治,治肺痈方"犀黄丸"方论,服食松脂法论,疮科方中之"消瘰丸"、"消瘰膏"、"化腐生肌散"、"内托生肌散",药物编中当归、附子、干姜、全蝎、蜈蚣、乳香、没药等及医论中之治伤寒方与医案等论中皆有论及,读者宜细读之,于无字句处读书,将书中"七伤"论治触类旁通之,用于治疗"冻疮"。

### 《医学衷中参西录》书中原文

七伤

(1)大饱伤脾:因脾主运化饮食,饮食太饱,脾之运化力不足以胜之,是以受伤。其作噫者,因脾不运化,气郁中焦,其气郁极欲通,故噫以通之;其欲卧者,因脾主四肢,脾伤四肢酸懒,是以欲卧;其色黄者,因脾属土。凡人之五脏,何脏有病,即现何脏所属之本色。此四诊之中,所以望居首也。

(2)大怒气逆伤肝:因肝属木,木之条上达,木之根下达。为肝气能上达,故能助心气之宣通(肝系下连气海,上连心,故能接引气海中元气上达于心)。为肝气能下达,故能助肾气之疏泄(肾主闭藏,有肝气以疏泄之,二便始能通顺)。大怒,其气有升无降,甚而至于横行,其中所藏之相火,亦遂因之暴动(相火生于命门,寄于肝胆,游行于三焦),耗其血液,所以伤肝而血即少。肝开窍于目,目得血而能视,肝伤血少,所以其目暗也。

(3)形寒饮冷伤肺:因肺为娇脏,冷热皆足以伤之也。盖肺主皮毛,形寒则皮毛闭塞,肺气不能宣通,遂郁而生热,此肺之因热而伤。饮冷则胃有寒饮留滞,变为饮邪,上逆于肺而为悬饮,此肺之因冷而伤也。肺主气,开窍于鼻,有病则咳,肺伤,所以气少、咳嗽、鼻鸣也。

(4)忧愁思虑伤心:因人之神明藏于脑,故脑为精明之府(《内经》脉要精微论),而发出在心,故心为君主之官(《内经》灵兰秘典),神明属阳,阳者主热。忧愁思虑者,神明常常由心发露,心血必因热而耗,是以伤心也。心伤,上之不能充量输血于脑,下之不能充量输血于肝,脑中之神失其凭借,故苦惊喜忘,肝中之魂,失其护卫,故夜不能寐,且肝中血少,必生燥热,故又多怒也。

(5)强力入房久坐湿地伤肾:因肾有两枚,皆属于水,中藏相火,为真阴中之真阳,以统摄下焦真阴真阳之气。强力入房则伤阴,久坐湿地则伤阳,肾之真阴真阳俱伤,所以伤肾。肾伤则呼吸之时,不能纳气归根,所以短气。腰者肾之腑,肾伤所以腰疼。骨者肾所主,肾伤所以脚骨作疼。至于厥逆下冷,亦肾中水火之气,不能敷布之故也。

(6)风雨寒暑伤形:因风雨寒暑,原天地之气化,虽非若疠疫不正之气,而当其来时或过于猛烈,即与人身之气化有不宜。乃有时为时势所迫,或自不经意,被风雨寒暑之气侵,其身体气弱,不能捍御,则伤形矣。形伤则发落,肌肤枯槁,此犹木伤其本,而害及枝叶也。

(7)大恐惧不节伤志:因志者为心之所主,必以中正之官辅之,此志始百折不回。中正之官者,胆也,若过恐惧,则胆失其司,即不能辅心以成志,所以伤志。志伤,则心有所图而畏首畏尾,所以恍惚不乐也。

## 释疑解难

**学生刘海宝**：今天来一俄罗斯客人，女，58岁，家住哈巴罗夫斯克，此地冬天最低气温零下48摄氏度，由于去年冬天天气寒冷，发生冻疮，现下肢皮色青紫，双下肢内侧溃疡，滋水淋漓，疼痛不能入睡，脚趾也有溃疡，腿上溃疡面1~2平方厘米，3~4个溃疡面。望诊身体虚弱，舌淡有齿痕，脉细弱。冠心病病史十年，血压160/95毫米汞柱，请老师会诊一下，该用何法何方？大连的天气已经28摄氏度很热，但患者都不敢开空调，喜欢喝热饮，我认为她的阳气很虚，补阳的力量够吗？另外可不可以加用一点外用治法？

**李静**：此证属阳虚，然只补阳不行，尚需温通之药。因其有冠心病是也。且现在下肢青紫也属瘀血，所以需温通补益并用方可。可用衡通益气温通汤：

当归、川芎、桃仁、红花、赤芍、柴胡、川牛膝、枳壳、桔梗、炙甘草、生地、炮山甲、三七粉(药汁送服下)各10克，人参、黄芪各12克，山萸肉、生山药各30克，桂枝10克，黑附片10克，生姜12克，皂角刺12克。十剂，水煎服。

外用药可用三七精粉，然后用豆腐皮贴上，干则换之。

**学生刘海宝**：因为他们在大连只能呆十天，走的时候我再给她带点药，饮食方面有什么禁忌？

**李静**：那倒不必，是虚寒不用忌的。

**学生刘海宝**：饮食方面禁忌还分寒与热，这点我有点不明白。给我解释一下吧。

**李静**：有火者，怕食上火的食物，食腥的食物易动风动火也。

**学生刘海宝**：患者服药后，效果挺好，已经有新鲜肉芽生成，患者特别高兴，这个患者很挑剔，她不愿意用豆腐皮，后来我用邓铁涛老师讲的用木耳，木耳干燥后，收缩皱凸，给予肉芽均匀压力，使肉芽过剩部分退平，上皮细胞随着向中心生长，伤口易于愈合。

**李静**：同类方药也可，是让她换药时不致痛苦也。

**学生刘海宝**：明白了，我觉得是不是效不更方呢？原方继服？

**李静**：对，效不更方，还需守方多服为要。

**学生刘海宝**：患者服完效果很好，走时带药十剂，并嘱此方可多服。

**李静按**：此证论治即中医有是证用是方，有是证用是药之验证。此例若只有冻疮体若实，无他病，则只用补阳之药可。而此证体虚且有冠心病。舌淡有齿痕，是为阳虚，脉细弱是为气亦虚，而冠心病十年必有瘀，且下肢皮色青紫，双下肢内侧溃疡，滋水淋漓，疼痛不能入睡，是为阳虚气虚血行无力而致瘀，故用温阳药需加益气健脾、疏通气血之法，衡通益气汤合温通汤合用，实为有是证用是方，有是证用是药，纠偏求衡，衡而需通，补之令通，温之则通，温通益气健脾与疏通气血之兼备法也。

# 第二节 水火烫伤

## ❗ 师承切要

师承切要者，师承张锡纯先生"水火烫伤"相关病论治之精要，以及自己领悟与运用张先生之学说及临床的心得体会，力求切中要点。张先生之《医学衷中参西录》中无"水火烫伤"专篇病名，然医方编之治气血瘀滞肢体疼痛方中之"活络效灵丹"方论治疮属阴属阳之加减论治，疮科方中之"化腐生肌散"、"内托生肌散"，药物编中全蝎、蜈蚣、乳香、没药等及医论医案等论中皆有论及，读者宜细读之，于无字句处读书，将生地榆等药的功用触类旁通之，用于治疗"水火烫伤"。

### 《医学衷中参西录》书中原文

或问：地榆方书多炒炭用之，取其黑能胜红，以制血之妄行。此方治单赤痢加地榆，何以独生用乎？答曰：地榆之性，凉而且涩，能凉血兼能止血，若炒之则无斯效矣，此方治赤痢所以必加生地榆也。且赤痢之证，其剧者，或因肠中溃烂。林屋山人治汤火伤，皮肤溃烂，用生地榆末和香油敷之甚效。夫外敷能治皮肤因热溃烂，而内服亦当有此效可知也。

**释疑解难**

烧伤中医接触不多,尤其是重度烧伤。一般烧伤均用市面上所售烧伤药,如湿润烧伤等制剂。一般局部烧伤,多用张先生书中所论王洪绪《外科证治全生集》书中所论之生地榆研细末,香油调涂,民间偏方如獾油等。

1986年我的儿子李想年2岁时,春节前数日,家中炸鱼,其用手直接向锅中抓捞之,立即被滚热之油烫伤,疼痛大叫,速将冬日所穿棉衣脱下时,右手肘以下至手掌即脱皮,起大泡,紧急中速用备用之生地榆细末,香油调匀厚涂于上,疼痛即减,移时又疼,复又涂之。后又加入适量利多卡因以止痛。因有我患疔疮不停地换用生鸡蛋之治验,故与妻子轮流看护,与其服用清热消炎药控制感染时,视其局部干即加涂之,不令其干结,亦不作清洗清创,任其药痂自脱,一日夜后涂之不再迅速干结,则涂次数缓减,又二三日涂之不再干结,药痂慢慢自脱,愈后几无瘢痕,只在肘下处微有痕迹,手指手背及他处均愈完好。

# 第三节 毒蛇咬伤

**师承切要**

师承切要者,师承张先生"毒蛇咬伤"相关病论治之精要,以及自己领悟与运用张先生之学说及临床的心得体会,力求切中要点。张先生之《医学衷中参西录》中医方论之"活络效灵丹"方论治疮属阴属阳之加减论治,治肺痈方"犀黄丸方论",疮科方中之"化腐生肌散"、"内托生肌散",药物编中蜈蚣、三七、乳香、没药等及医论医案等论中皆有论及,读者宜细读之,于无字句处读书,书中"治蛇咬法"论,触类旁通,用于治疗"毒蛇咬伤"。

**《医学衷中参西录》书中原文**

**治蛇咬法**

《验方新编》治蛇咬法,用吸烟筒中油子,凉水冲出冷冻饮之。按此方甚验,设犹不效,可用其相畏之物治之,蛇之所畏者,蜈蚣、雄黄也。拟方用全蜈蚣三条,雄黄二钱,共为末,分三包。每用一包,甘草、蚤休各二钱,煎汤送下,日服二次,旬日当愈。

## 临证要点

毒蛇咬伤虽非常见,然医者亦不可不知急救之法,以备不时之需。2005年的除夕早上,我被野猫咬伤左手,不一会儿即红肿胀痛难忍。急用局部处理清洗,破伤风抗毒素注射,又用抗生素静滴,至晚肿胀不减,急服衡通散毒汤加减:

当归、川芎、桃仁、红花、赤芍、柴胡、川牛膝、枳壳、桔梗、炙甘草、生地、三七粉(药汁送服下)各10克,炮山甲、皂角刺各12克,天花粉18克,大黄10克,大蜈蚣3条。

煎服一剂则效,服三剂肿消痛止,小心注射破伤风抗毒素数次,不敢掉以轻心。此即中西结合之长处,标本同治是也。

# 第四节 臁疮

**师承切要**

师承切要者,师承张先生"臁疮"相关病论治之精要,以及自己领悟与运用张先生之学说及临床的心得体会,力求切中要点。张先生之《医学衷中参西录》中无"臁疮"专篇病名,然医方编之"活络效灵丹"方论治疮属阴属阳之加减论治,治阴

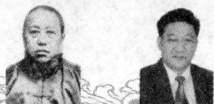

虚劳热方中之"十全育真汤",治肺痈方"犀黄丸"方论,服食松脂法论,疮科方中之"化腐生肌散"、"内托生肌散",药物编中黄芪、花粉、三七、全蝎、蜈蚣、乳香、没药等及医论医案等论中皆有论及,读者宜细读之,于无字句处读书,触类旁通,用于治疗"臁疮"即现代医学之小腿慢性溃疡。

## 《医学衷中参西录》书中原文

### 创伤及跌打损伤外敷内服止疼化瘀方

外敷用生赤石脂细末、旱三七细末等分,和匀敷之,立能止血、止疼。内服用旱三七细末二钱、西药臭剥细末二分,同服下,立能化瘀止疼。

按:凡创伤跌打损伤,用白附止痛粉甚佳。今将该方列下:

白附子六两,白芷五钱,羌活五钱,防风五钱,南星五钱(均生用共轧末)。

青肿者童便调涂,破则干撒之,虽肾子破出,可能立止痛、生肌、止血、去瘀,且不忌风,真良方也。

## 李静讲记

臁疮虽非大病,常久治不愈,耗伤气血,抑郁精神,损人真元。少数毒力强盛,尚有恶变可能,因而切莫以病小而掉以轻心,致遗祸殃。此病之因,总由湿热下注、瘀血凝聚而成。故无论内治外治,须以清热利湿、活血行瘀为大法。然病久则需加用益气之药方可。

外科学之论治诸法是为常法,读张先生此论是为变法,而用衡通诸法实则是为兼备法也。虽有广络原野之嫌,然颇合现代人病之体征,故当为治现代人病慢性久病之大法,即永立不败之地,验之有效之法也。此理即为,病湿热下注证,治宜清利湿热、和营消肿,方用三妙散合萆薢渗湿汤加减,若理解为加用疏通气血之法则气血易通,溃疡易愈。若气滞血瘀证,治宜理气活血,方用血府逐瘀汤加减,如有湿热瘀结加用清热祛湿岂不更为合法？脾虚湿盛证,治宜健脾利湿,方用参苓白术散合三妙散加减,若理解为加用疏通气血之衡通汤法则健脾利湿之药则宜通,脾虚得健水湿得利,溃疡之处得气血流通则愈之也速。而张先生之论则寓益气解毒、活血化瘀于一法,所谓各得其所,各得其治是也。

而我们理解为用衡通益气汤则寓活血化瘀、益气健脾、托毒外出为主方,再用对证之药一二味以攻病,找出偏差,纠而正之,通而令衡之法也。其偏差为湿热者,加清热祛湿以攻病之品,热重者,加金银花、玄参;湿重者,加滑石、土茯苓;偏瘀毒结重者,加乳香、没药可也。

外治法用生地榆及鸡蛋黄油为简要之品。外治之法亦需辨证运用。地榆味苦酸,性寒,入肝与大肠经,具凉血止血、泻火解毒敛疮之功。地榆炒研成粉,外敷烫火伤效验卓著即是其例。用以敷治臁疮效果亦佳。鸡子黄性味甘平,入心肾两经。功能滋阴养血、润燥息风。因而鸡蛋黄油可内服以治肺结核之类消耗性疾病,外敷善治烫火伤及热、湿疱疹、皮肤溃疡,因秉滋养之质,利于改善病灶局部营养条件,故用以收敛溃疡,功效独特,与地榆粉相须为用,则相得益彰。

而外治时,往往于换药时疮口易于裂损,导致溃疡愈合受影响,故每用生豆腐皮盖之,则疮口不易受损,而且换药以多次涂药为度,不刺激为要点。

### 鸡蛋黄油制取法

取鲜鸡蛋数枚,以红皮者为佳。煮熟,去壳及蛋白将蛋黄置金属勺内,以文火加热,并时时翻动勺内蛋黄。约十分钟即可出油,此时蛋黄渐变黑褐色。及时将油倾入盛器内,继续煎熬,直至蛋黄焦枯。一枚蛋黄约可出油2毫升,收储备用。

### 案例辨析:

1995年治邱姓男,年58岁,小腿慢性溃疡病已七年余。溃疡深,面积大,每至夜间疼痛难忍。曾经多方医治，终不能愈。视其舌淡暗紫，苔白腻略燥，脉弦硬。辨证属肝脾气血俱虚，脾虚则湿滞，湿滞则血瘀。治以益气健脾活血化瘀散毒之法，方用衡通益气汤加味：

当归、川芎、桃仁、红花、赤芍、柴胡、川牛膝、枳壳、桔梗、炙甘草、生地、炮山甲、三七粉（药汁送服下）各10克，党参、黄芪、白术、云茯苓、怀牛膝各60克，山萸肉、生山药各30克，花粉15克，蜂房12克。水煎服。

外用：生大黄100克，生甘草10克。研极细末，外撒溃疡处，用生豆腐皮盖之，干则换之，不拘次数。

此为早年诊治之病例，病人家在农村，来诊数次，每用上方加减，稍有好转后，病人即诉经济困难，只在家用外用药，不再来诊也。

# 第五节 青蛇毒

## ！师承切要

师承切要者，师承张先生"青蛇毒"相关病论治之精要，以及自己领悟与运用张先生之学说及临床的心得体会，力求切中要点。张先生之《医学衷中参西录》中无"青蛇毒"专篇病名，然医方编之治气血瘀滞肢体疼痛方中之"活络效灵丹"方论，治疮科方中之"内托生肌散"，药物编中全蝎、蜈蚣、乳香、没药等及医论医案等论中皆有论及，读者宜细读之，于无字句处读书，触类旁通，用于治疗"青蛇毒"，即现代医学之血栓性浅静脉炎。

### 释疑解难

**学生曾泽林：**一病有一病之主方，一方有一方之主药。炎性血栓性疾病相当于西医的血栓性浅静脉炎，老师认为此病青蛇毒首选方是何方？何药为主药？用对证之药组方攻病当用何方何药？

**李静：**青蛇毒辨病名相当于西医的血栓性浅静脉炎，病因多为湿热毒邪外侵，或静脉注射所致，而导致气血瘀滞是为果。湿热瘀结证，治宜清热利湿,凉血活血,方用五神汤合凉血四物汤加减是为常法,而师张锡纯先生之意,用活络效灵丹加味当为主方,是为变通法,方中四味均为主药,无一闲味。而其加减法特别重要,是以有红肿属阳、白硬属阴之加减法,其方本为气血瘀滞肢体疼痛而设。故有上肢加连翘,下肢加牛膝之别。而临证往往再加山甲、三七,则化瘀散毒、托毒外出之功更强。

1986年治一男,年45岁,因静脉输液导致左上肢红肿灼热,可扪及条索状物。视其舌红紫,苔白,脉弦数。辨为气滞血瘀,与服活络效灵丹方加连翘,又加桑枝、生薏米、炮山甲、三七,服一周肿消疼痛减,服三周症状全消。

# 第六节　股肿

## ！师承切要

师承切要者,师承张锡纯先生"股肿"相关病论治之精要,以及自己领悟与运用张先生之学说及临床的心得体会,力求切中要点。张先生之《医学衷中参西录》中无"股肿"专篇病名,然医方编之治气血瘀滞肢体疼痛方中之"活络效灵丹"方论治疮属阴属阳之加减论治,治疮科方中之"内托生肌散",药物编中全蝎、蜈蚣、乳香、没药等及医论医案等论中皆有论及,读者宜细读之,于无字句处读书,外伤所致者师用其"接骨方并论及接筋方",触类旁通,用于治疗"股肿"即现代医学之血栓性深静脉炎。

## 《医学衷中参西录》书中原文

**接骨方并论及接筋方**

接骨之方甚多,然求其效而速者,独有一方可以公诸医界。

方用甜瓜子、生菜子各一两,小榆树的鲜嫩白皮一两,再加真芝麻油一两,同捣如泥,敷患处,以布缠之。不过半点钟,觉骨接上即去药,不然恐骨之接处起节。自得此方后，门人李某曾用以治马甚效，想用以治人亦无不效也。且试验可在数刻之间，设有不效，再用他方亦未晚也。人之筋骨相着，然骨以刚而易折，筋以韧而难断，是以方书中治接骨之方甚伙，而接筋之方甚鲜也。诸家本草多言旋覆花能续断筋，《群芳谱》谓根能续断筋。根愚未试过，至旋覆花邑中有以之治牛马断筋者，甚效。其方初则秘而不传，当耕地之时，牛马多有因惊骇奔逸被犁头铲断腿上筋者，敷以所制之药，过两旬必愈。后愚为其家治病，始详言其方。且言此方受之异人，本以治人，而以治物类亦无不效。因将其方详录于下。

方用旋覆花细末五六钱，加白蔗糖两许，和水半茶杯同熬成膏。候冷加麝香少许(无麝香亦可)，摊布上，缠伤处。至旬日，将药揭下，筋之两端皆长一小疙瘩。再换药一帖，其两小疙瘩即连为一，而断者续矣。若其筋断在关节之处，又必须设法闭住，勿令其关节屈伸，筋方能续。

**按**：《外台秘要》有急续断筋方，取旋覆花根洗净捣敷创上。日一、二易，瘥止，是取其鲜根捣烂用之也。因药局无旋覆花根，是以后世用者权用其花，想性亦相近，故能奏效。

### 释疑解难

股肿与青蛇毒一为西医之下肢深部静脉血栓形成，一为西医的下肢血栓性浅静脉炎。故青蛇毒病势轻于股肿，治法相差无几，总以找出偏差，纠而正之为法。

### 《医学衷中参西录》书中验案

天津王媪，年五十七岁，右膝盖部发炎，红热肿疼，食减不眠。其嗣某延为诊视。至其家，闻病者呼号不止，口称救命。其右脉洪数有力，心悸头眩，舌苔白而腻，大便三日未行，小便赤热。此足征湿热下注。予以活络效灵丹，加生石膏六钱，知母、怀牛膝、生薏米各四钱，甘草梢一钱，嘱服一剂。次日自能来寓，其疼减肿消，夜已成寐，尚云右臂酸疼。又即原方加青连翘、金银花、油松节各二钱，服之痊愈。

**学生李洪波**:《医学衷中参西录》书中此例验案中医辨证当属湿热下注而致气血瘀滞,故用活络效灵丹加清热祛湿通络之品即可愈之。张锡纯先生时代西医学尚无如此手段,故不能检测出体内是否仍有偏差。昨天我妈去体检,拍了胸片,说主动脉增宽,没说心房变大,去年的胸片说是左心房变大。其他项目不正常的是说C反应蛋白高,结果是46,参考值是0~8。医院的内科医生不明白C反应蛋白说明什么。西医上的解释多了,但未能确诊是为何病。而以前从没查过这项,这次查C反应蛋白这项是选择了检查风湿的时候出来的指标。抗O和风湿因子去年查出是为阳性,现在查出的结果是都正常。此即代表科学在发展、进步。而我妈病开始老师诊断为风湿导致气血瘀滞,故而用西医检测验血可诊断出风湿阳性,拍胸片可拍出左心房扩大。而有胸闷、气促、心悸,周身疼痛、骨质增生诸多症状。如此而论老师的诊断思路与辨证论治是正确的。对于今后的思路与论治应该是什么呢?

**李静**:心脏不扩大了,抗O和风湿因子正常并不能说明风湿全好了。即使风湿检测全属正常,而气血瘀滞仍在。C反应蛋白偏高即为代表体内仍有所偏,正好是治疗有效与否的依据,还是风湿导致气血瘀滞也。而风湿是病因,气血瘀滞是果,是风湿之病因导致体内血脉瘀滞也。只是现在检测结果心脏扩大消失了,风湿指标也正常了,即应该是很好的效果了。久病必有瘀,而主动脉增宽、C反应蛋白偏高即属仍有瘀滞,故仍需化瘀,然不可令其内燥是也。用衡通法,找出偏差,衡而需通,通之即衡,有是证用是法可也。有瘀则化瘀,病久之瘀则需论持久战是也。现在诸症状均大减即代表了这一年多的治疗效果。气通血顺,何患之有?守方即可,三月后可再查。照这个思路用药论治,坚持用药,病肯定会好的,不过仍需时间过程。不治必然会出现大病反复的。只要令其体内恢复平衡,保持平衡则无病也。而中医只凭四诊辨证难以说明病情的进退程度,而现代医学之检验依据则可验证,是为明察秋毫。此即为现代中医结合现代医学科学手段之必要。症状全消了,并不能代表体内偏差平衡了。相对来说,西医理论辨病辨不出原因而中医则可辨证求因,找出病因,进而论治。各取其所长,当为现代中医之最佳之路也!

**学生李洪波：**我妈妈服衡通散一年多，每出现明显疼痛症状，即为有所偏差，即用对证之汤剂以纠偏，间断服用汤剂。而用衡通散是为治疗之本，间断服用对证之汤剂以攻病是治其偏差。衡通散一直在服，近日服的汤剂是衡通骨刺汤加减：

白芍30克，炙甘草30克，山萸肉30克，木瓜12克，怀牛膝30克，天丁30克，生山药50克，黑附片12克，桑寄生30克。

**李静：**用西医检验方法辨病，作为诊断与疗效判定的依据，而用中医辨证论治。此也是中西医结合之长处。如果没有C反应蛋白这项检测，只用拍片、查风湿、抗"O"，再加上症状大多消除，往往会认为风湿正常了，心脏不扩大了，认为病愈了。其实主动脉增宽、C反应蛋白异常偏高即代表还有瘀结未通散矣！服此方即永立不败之地之法也！西医能检测出异常结果，即代表体内有所偏差，用衡通法纠正偏差，是中西结合之最佳方法。等服此方症状全消了，西医检测也正常了，方为体内平衡恢复了。那时还需用衡通散服之，然可慢慢减量，疏通气血则无病，若有所偏即纠正之可也。

# 第七节 脱疽

## ！师承切要

师承切要者，师承张先生"脱疽"相关病论治之精要，以及自己领悟与运用张先生之学说及临床的心得体会，力求切中要点。张先生之《医学衷中参西录》中无"脱疽"专篇病名，然医方编之治女科方中之"理冲汤、丸"方论，"消乳汤"方论，"活络效灵丹"方论治疮属阴属阳之加减论治，治阴虚劳热方中之"十全育真汤"，疮科方中之"化腐生肌散"、"内托生肌散"方论，药物编中黄芪、三七、全蝎、蜈蚣、乳香、没药等及医论医案等论中皆有论及，读者宜细读之，于无字句处读书，特别是"内托生肌散"方论，触类旁通，用于治疗"脱疽"即现代医学之血栓闭塞性脉管炎和动脉粥样硬化闭塞症。

## 李静讲记

脱疽包括了多种周围动脉血管狭窄或闭塞不通导致的指(趾)脱落、坏死性疾病,如血栓闭塞性脉管炎、动脉硬化性闭塞症、糖尿病性坏疽等,是外科临床较为常见、致残率较高的疾病。脱疽病种较多,证候复杂,病理性质虽以周围动脉狭窄、闭塞不通所致的肢体血流障碍的"脉络瘀阻"为病理关键,但造成"瘀滞"的病理因素很多,涉及寒、热、虚、实多个方面。在本病的病变过程中特别是在机体继发感染,局部肢体红肿、溃烂显著的急性发作阶段,常常表现出营血热毒、血脉瘀滞的病理改变,因而临床治疗脱疽病应当从活血化瘀通脉、清营泄热护络、滋养营阴濡脉方面着手。寒湿阻络证,治宜温阳散寒、活血通脉,方用阳和汤加减,衡通益气温通汤可为变通治法。血脉瘀阻证,治宜活血化瘀、通络止痛,方选桃红四物汤加味,而衡通益气汤较之更为得当。

此病血脉瘀滞是果,而寒湿阻络、湿热毒盛、热毒伤阴、气血两虚均为病因。师张锡纯先生用对证之药一二味以攻病,佐以衡通益气汤,则标本同治,找出偏差,纠而正之之法也。

# 第八节 破伤风

## ！师承切要

师承切要者,师承张先生"破伤风"相关病论治之精要,以及自己领悟与运用张先生之学说及临床的心得体会,力求切中要点。张先生之《医学衷中参西录》中治内外中风方诸方论,医方编之"活络效灵丹"方论治疮属阴属阳之加减论治,治阴虚劳热方中之"十全育真汤",疮科方中之"内托生肌散"方论,药物编中全蝎、

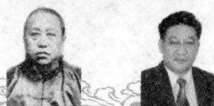

蜈蚣、乳香、没药等及医论医案等论中皆有论及,读者宜细读之,于无字句处读书,特别是"逐风汤"治中风抽掣及破伤后受风抽掣者,触类旁通,用于治疗"破伤风"。

## 《医学衷中参西录》书中原文

**逐风汤**

治中风抽掣及破伤后受风抽掣者。

生箭芪六钱,当归四钱,羌活二钱,独活二钱,全蝎二钱,全蜈蚣大者两条。蜈蚣最善搜风,贯串经络、脏腑无所不至,调安神经又具特长。而其性甚和平,从未有服之觉瞑眩者。

曾治一媪,年六旬。其腿为狗咬破受风,周身抽掣。延一老医调治,服药十余日,抽掣愈甚。所用之药,每剂中皆有全蝎数钱,佐以祛风、活血、助气之药,仿佛此汤而独未用蜈蚣。遂为拟此汤,服一剂而抽掣即止。又服一剂,永不反复。

## 李静讲记

1984年曾治一张姓22岁男,因搬重物致手指伤破出血,其家人令其注射破伤风抗毒素,其不以为然,半日后突发抽搐痉厥来诊,急促之间,速取三棱针刺其人中、十宣穴出血,移时苏醒,抽搐止。后与其注射破伤风抗毒素,并服抗生素,令其服中药,患者不愿服,观察数日无症状而愈。

破伤风现代一般均用西医之疗法,此为西医之长。然常有报道用破伤风抗毒素过敏之报道,西医理论于过敏患者需用脱敏法,然仍有脱敏疗法治不及时致死的报道。若能用中西医结合之法,特别是中医之针刺、刺血法则更佳!

中医认为此证属风毒之邪引发肝风,风毒在表,治用祛风镇痉,方用玉真散合五虎追风散加减;风毒入里,治宜息风镇痉,清热解毒,方用木萸散加减;阴虚失养,治宜补血养阴,疏通经络,方用四物汤合沙参麦冬汤加减。

　　此论是论其常。于无字句处读书,须明风毒在表,体若虚者,当重用峻补之药,则山萸肉一药重用至四两最为紧要,细读张锡纯先生论山萸肉即知,故张先生有论山萸肉为回生山茱萸汤之说。风毒入里,治宜息风镇痉、清热解毒,毒重风胜可选用羚羊角,体虚亦当重用山萸肉。每可重用二两至四两之多方可奏功。阴虚失养,治宜补血养阴、疏通经络,则山萸肉更应重用之。祛风先行血,血行风自灭。行血者,衡通汤。有所偏者,衡通诸汤辨证用之,通则衡也。